心を整える

リラックス おうちヨガ プログラム

Let's enjoy
yoga effectively
at home!

サントーシマ香 著

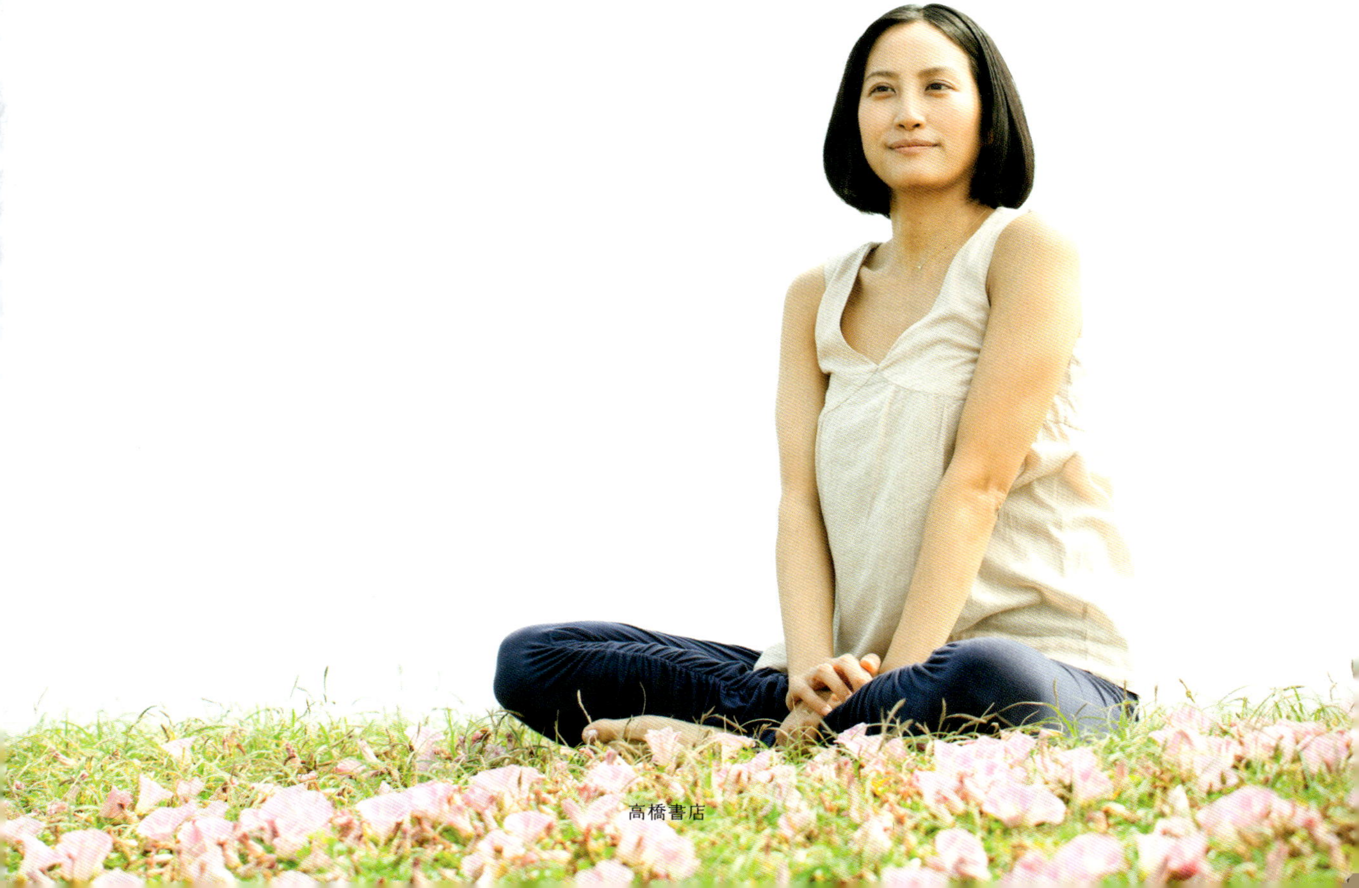

高橋書店

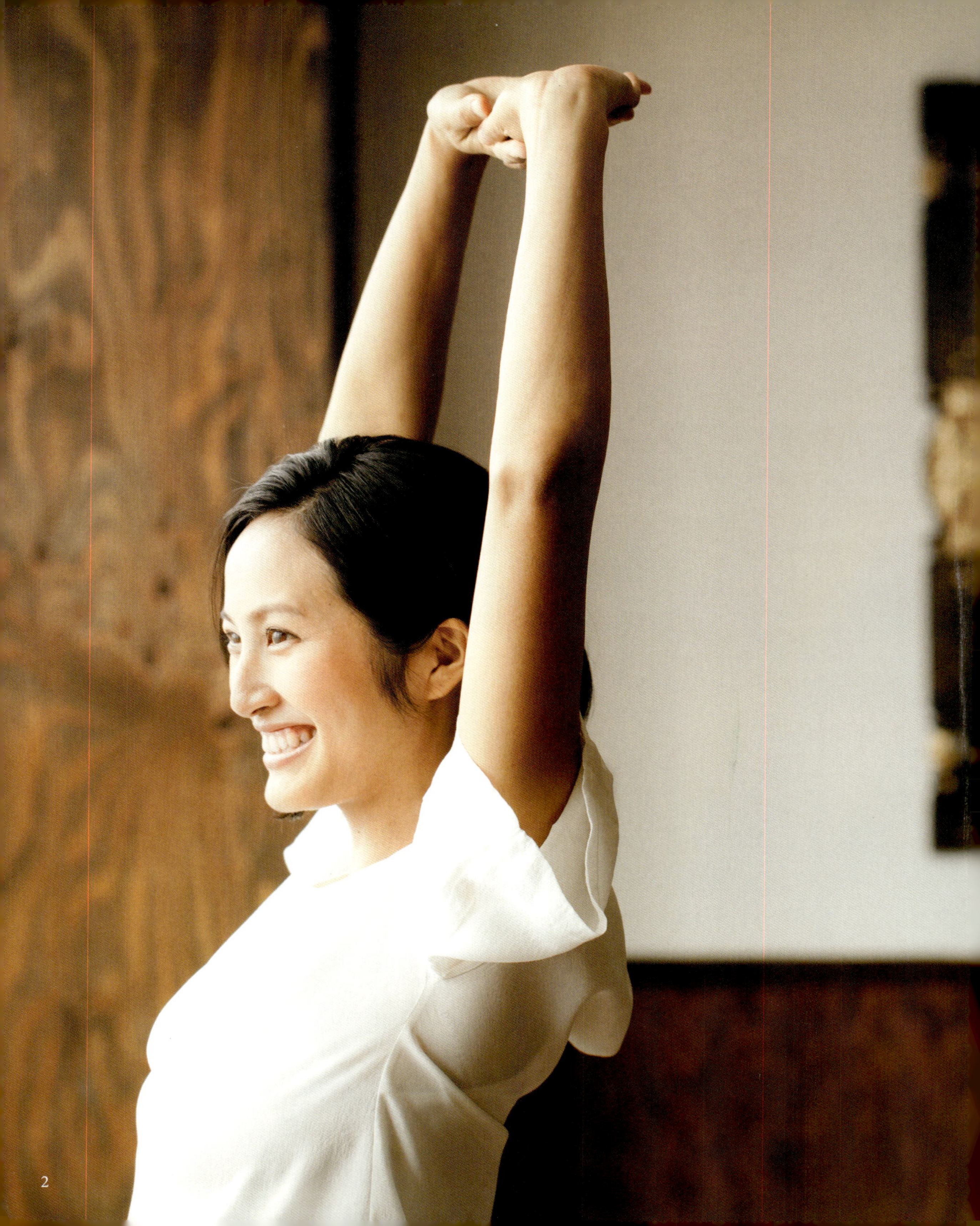

Prologue

「この世には一つの病しかありません。
ストレスという病がすべての症状の根本にあるのです」
これは現代ヨガの父・クリシュナマチャリア先生の言葉です。
24時間営業のコンビニやスーパーマーケットなどが増え、便利な現代。
その一方で過剰なストレスで、心のバランスを崩したり
生きがいを感じられなくなったりする人も増えています。
物質的には充足している現代社会で、これから大切になっていくのは
与えられた命を楽しむこと、心を満たすことではないでしょうか。
心は目に見えないけれど、かけがえのない大切なもの――。
ヨガを行うと、あらゆる命を癒やし育む愛のエネルギーで
心のなかがいっぱいに満たされます。
ヨガは心と体を調和するように働きかける、副作用のない薬でもあります。
浮き沈みのある日々のなかで、心身の調律法を知っておくことは
人生全体から見てもメリットが大きいと思います。
日々の暮らしにヨガを活かすことで、心のクセがはがれ落ち
私たちだれもが生まれながらにして授かっているはずの
伸びやかで自由な、そして調和的な精神状態に還《かえ》ることができますように。
そんな願いを込めて、この本では「心」に効くポーズを中心に
自宅でも気軽に行える工夫をたくさん盛り込みながら紹介しています。
心を整える方法として、日々の生活にどうぞ役立ててください。

リラックスヨガ をすると

ヨガで心をケアしよう

心が疲れてしまったとき、何もせずにただボーッと過ごす時間も大切ですが、
それだけでは癒やされないことも。どんよりと停滞した気分のときこそ、
体を動かしたほうが心身を癒やす効果が大きい場合もあるでしょう。
ヨガには、外側に向きがちな心を、自分の内側に引き戻す力があります。
ヨガの動きを通じて体のもっている機能を存分に使い、自分の筋肉を感じ、
関節を感じ、呼吸を感じるうちに、自分を愛《いと》おしく想《おも》うエネルギーが満ちていきます。
たとえばガーデニングの好きな人が庭のすみずみまで手入れをするように、
自分自身をいたわり、大切にケアしてあげる時間をもつことが、心を慰め、
明日への活力を生み出すのです。
ヨガのポーズは数が多く、細かいものまで含めると何千、何万もあると伝えられています。
バランスが必要となるポーズ、根気を問われるポーズ、力を抜く練習をするポーズ……
さまざまなポーズを習得することで、浮き沈みのある人生のどんな局面でも
安定した呼吸を感じ、自分らしくあることをめざすのがヨガです。
そこで本書は、しなやかで強い心を育むポーズを中心に、
「リラックスヨガ」としてセレクトしました。
日々のリラクセーションや心のメンテナンスに役立てましょう。

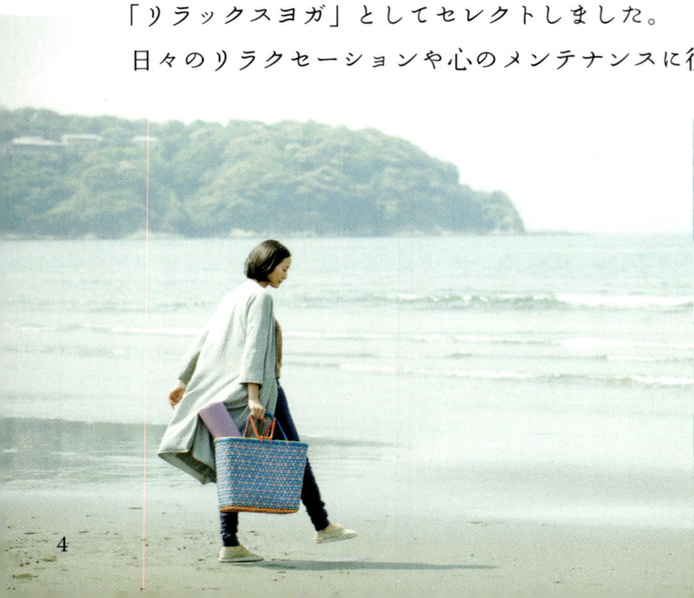

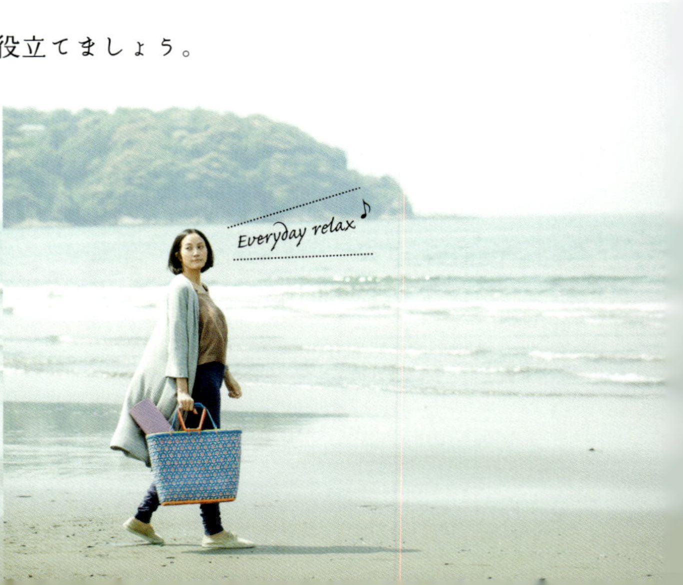

疲れた心が癒やされ しなやかで強い自分 になれる

落ち込んで
どんよりした
気分の人

シャキッと
元気を
出したい人

あわただしく
毎日を
過ごしている人

リラックスしたい、
癒やされたいと
感じている人

ヨガの教室に
通えない人

なんとなくだるい、
疲れた、眠れない…
などのプチ不調を
抱えている人

つい自己否定
してしまう人

ハードな運動が
苦手な人

もっと
ゆったりとした
人生を送りたい人

こんな人に
おすすめ！

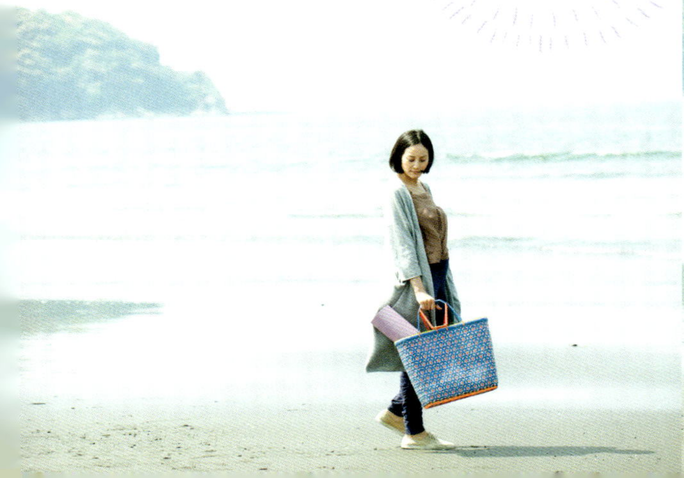

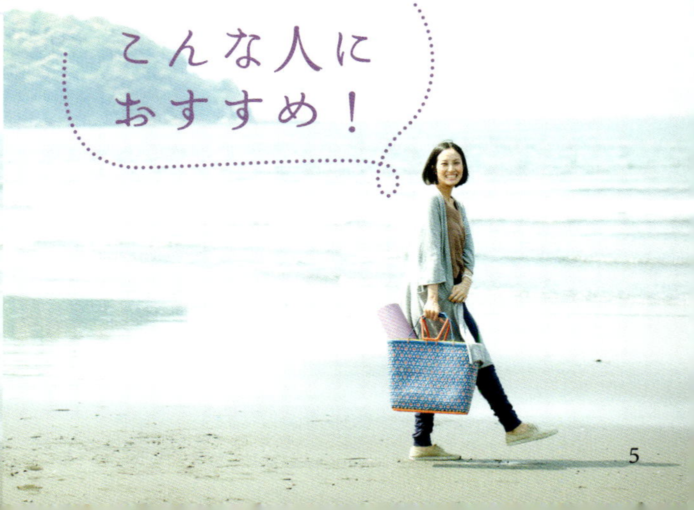

本書のリラックスヨガは

ひとりでも上手に
ポーズがとれる工夫がいっぱい！

1 透過イラスト入りで効かせどころがひと目でわかる！

ポーズの目的に応じて意識すべき部位を、透過イラストを使って解説。
「どこを伸ばせば効果的か」「どこに意識を向ければよいか」がひと目でわかります。

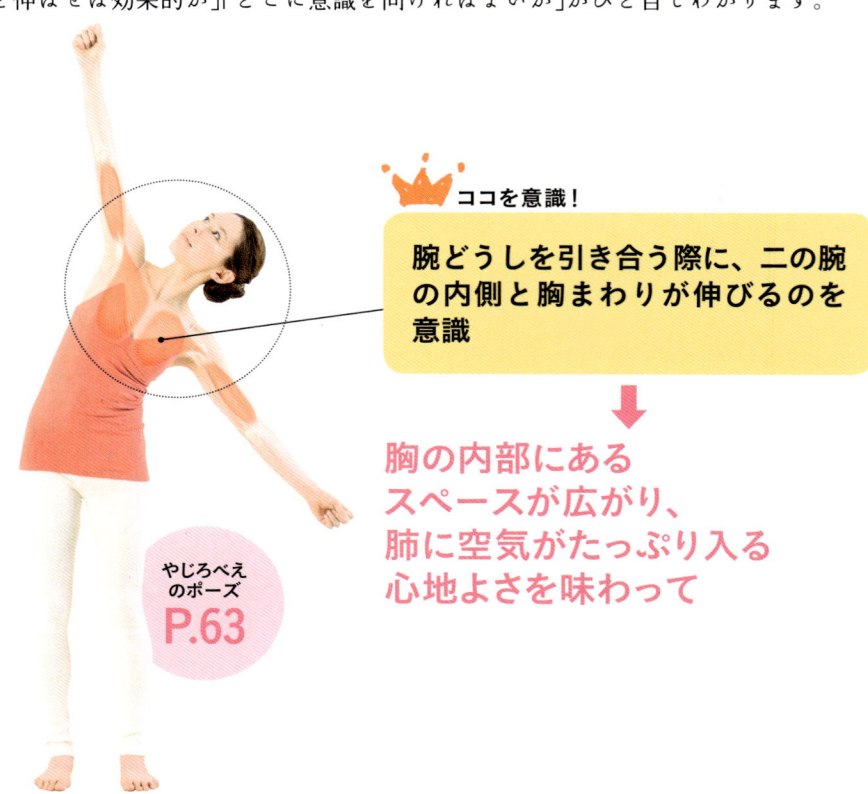

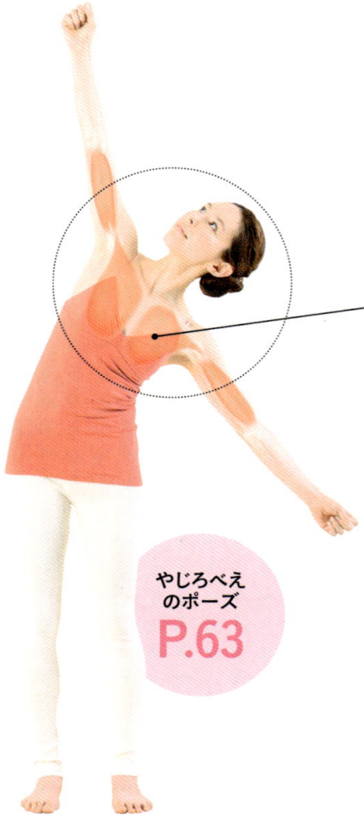

やじろべえのポーズ P.63

ココを意識！

腕どうしを引き合う際に、二の腕の内側と胸まわりが伸びるのを意識

↓

胸の内部にあるスペースが広がり、肺に空気がたっぷり入る心地よさを味わって

ここがスゴイ！

2 壁でサポートするから ポーズが上手に決まる

正しい姿勢や力の入れ具合がわかりにくいポーズは、壁を利用するとラク。
自宅でひとりでも、効果的にポーズがとれます。

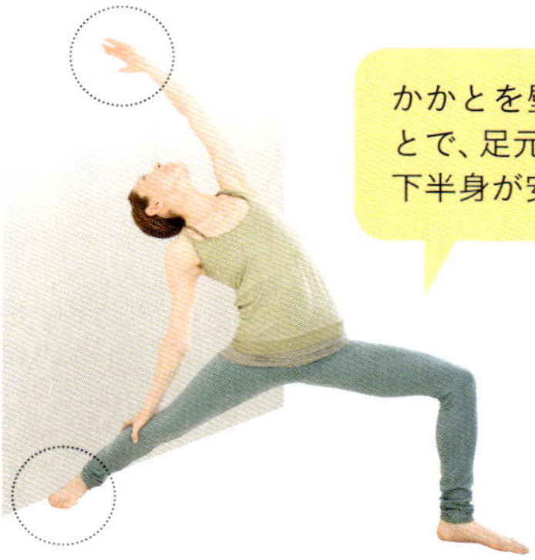

かかとを壁に押しあてることで、足元の位置が定まり、下半身が安定しやすくなる

平和な勇者のポーズ
P.35

3 NG姿勢が一目瞭然！

ひと目でNGポイントがわかる写真入りで、初心者がとってしまいがちな姿勢を正せます。

○

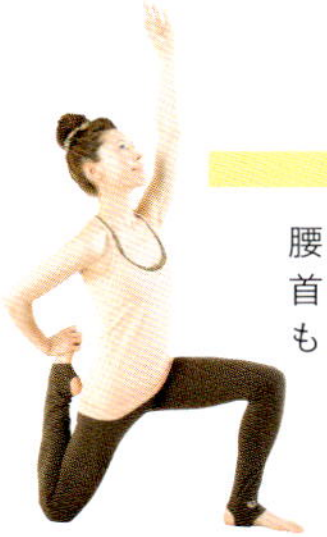

×

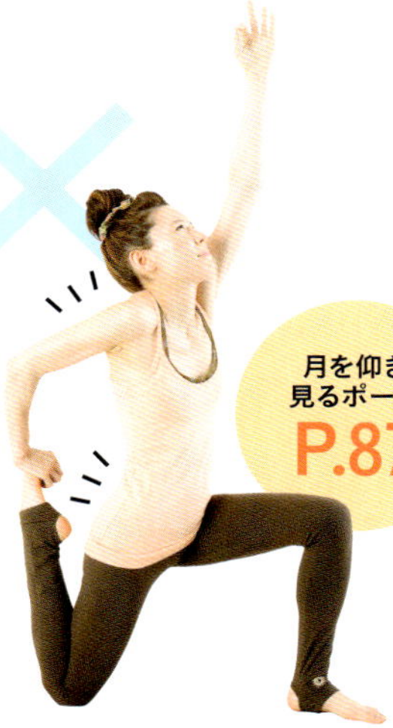

腰が反って、肩や首に力が入ると気もちよく伸びない

月を仰ぎ見るポーズ
P.87

+1 ラクに行う方法も紹介

ヨガのリラックス効果を促すためにも無理は禁物。
負荷を弱めたかんたんなポーズも紹介しています。

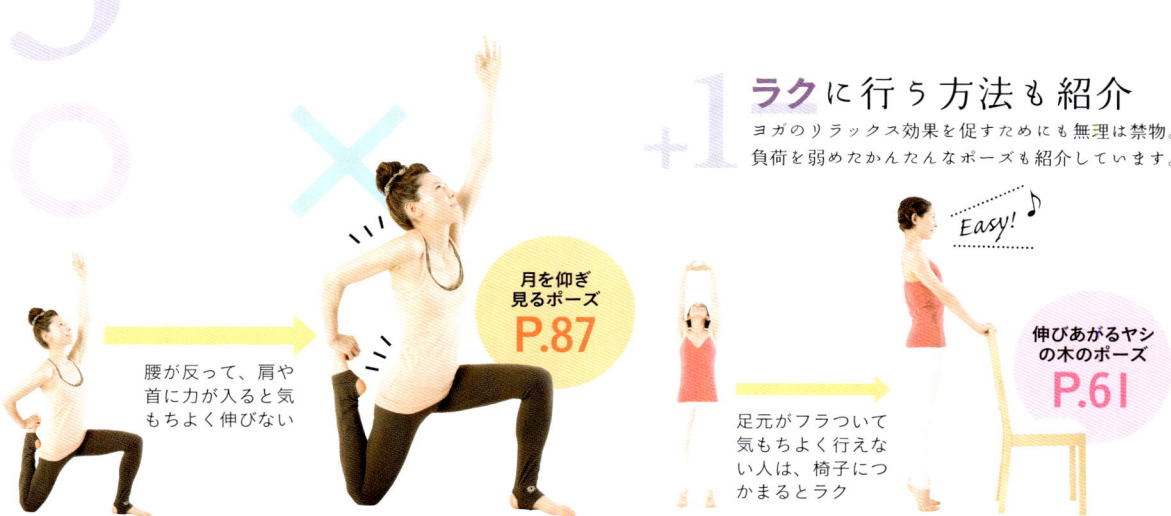

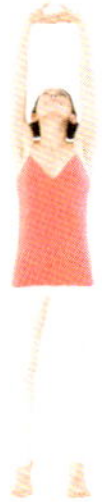

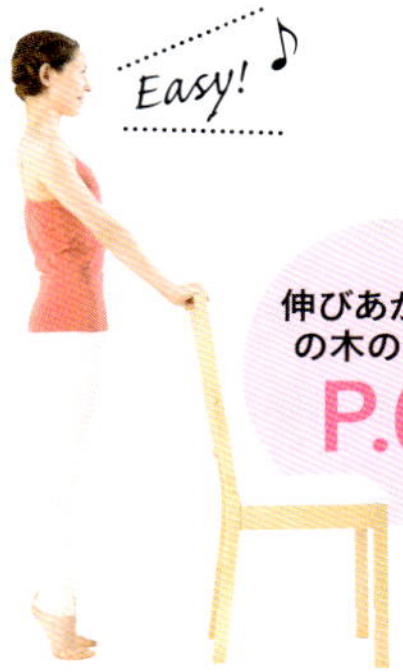

足元がフラついて気もちよく行えない人は、椅子につかまるとラク

伸びあがるヤシの木のポーズ
P.61

本書のリラックスヨガはここがスゴイ！

レッスンさながらの完成度がめざせる！

1 ポーズのイメージがイラスト入りでわかる

ヨガのポーズに込められたイメージを、イラスト入りで解説。
的確なイメージを抱きながら、ポーズの効果を深められます。

IMAGE
宇宙へ向けて発射するロケットのように、下向きのジェット噴射と、上向きに進む力をイメージ！

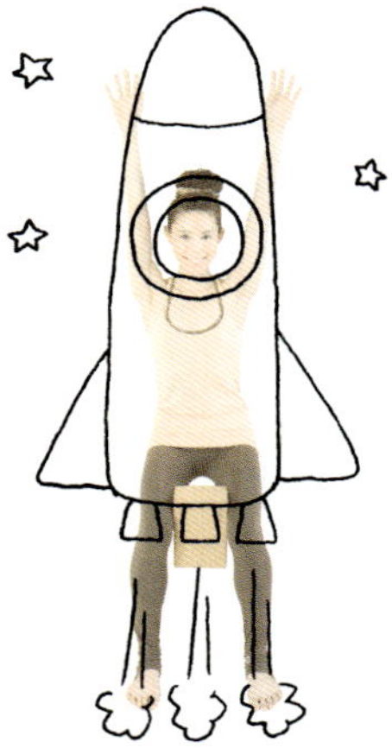

空気椅子のポーズ P.76

2 つなぎのポーズで余韻や間《ま》が味わえる

本書では、各ポーズのあいだにはさむ「つなぎのポーズ」を紹介。
ポーズの余韻を味わったり、体勢を整えたりして、プログラム効果を高めます。

仰向けの英雄のポーズ P.49

手脚をブラブラと揺すって体全体の緊張をゆるめ、次のポーズに備える

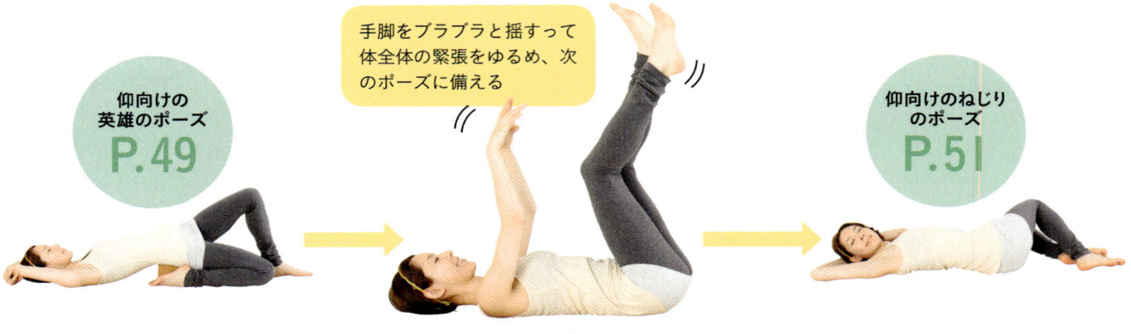

つなぎのポーズ

仰向けのねじりのポーズ P.51

本書のリラックスヨガはここが もっと スゴイ！

リラックスを促す工夫がいっぱい

1 いまの心の状態に合うポーズがわかる

数あるポーズの効果のうち、とくに精神面でどのような変化が得られるかをくわしく解説。自分にいま必要なポーズを見つける手がかりになります。

天使の羽を広げるポーズ P.99

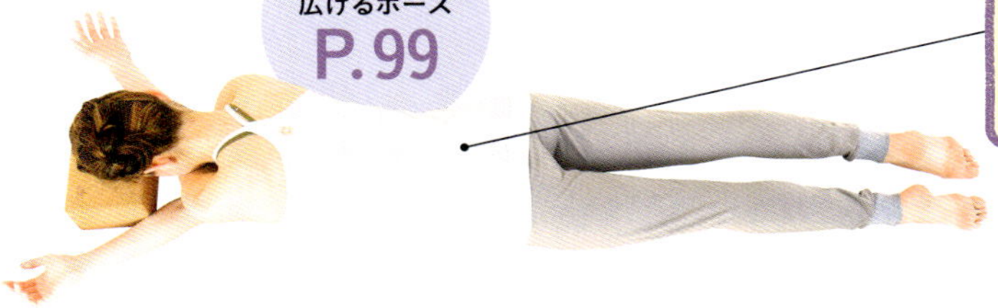

Relax point

こんな人がこう変わる！

肩や背中が伸びてほぐれるポーズ。肩にのしかかる重圧に苦しみ、何をやっても心が休まらない人に。肩の力を抜いて背負っている荷を下ろし、不安や焦りでいっぱいの心を軽くする

2 究極のリラクセーション法 ヨガニードラを大公開！

本書では、10分間で1時間の眠りに値するといわれるリラクセーション法「ヨガニードラ」を紹介しています。横になった姿勢で、付録DVDの音声を聴くだけのかんたんな方法ですが、心を穏やかな状態に導く効果は抜群。毎日のリラックスタイムに活用してください。

体験したことのないようなリラックス状態が味わえます！

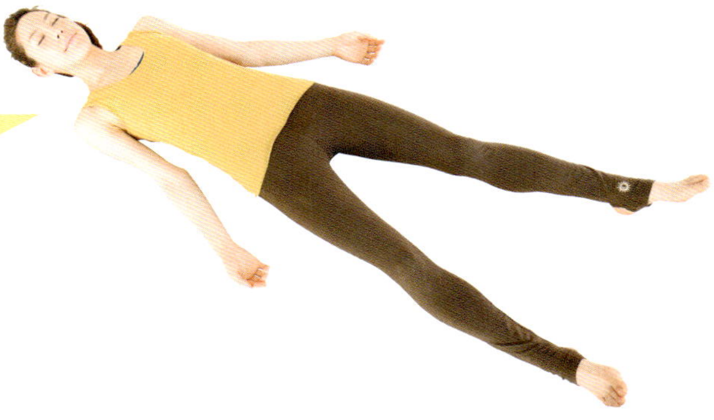

Contents

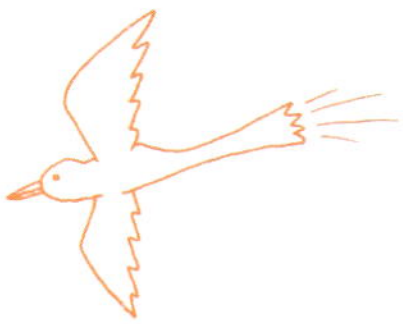

Pre-Program ヨガを始める前に

Program 1 イライラを解き放つ ストレス解消プログラム

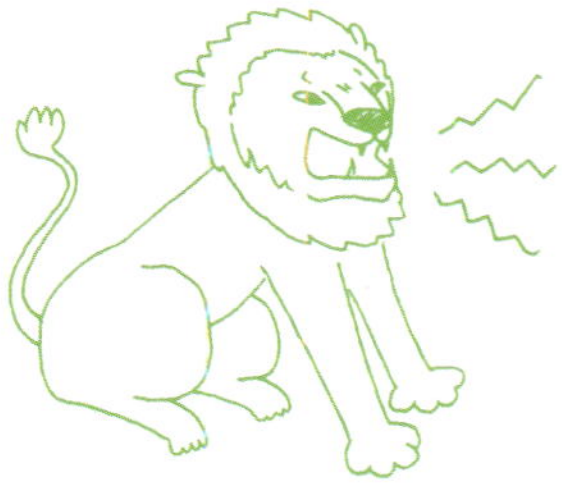

Program 2 自分を大切にする 穏やかな心を育むプログラム

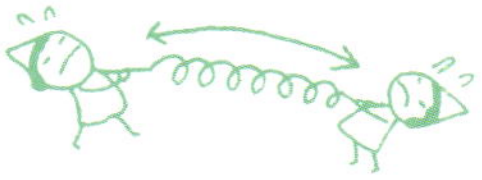

Program 3 元気が欲しいときの エナジーアッププログラム

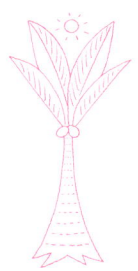

Program 4 あきらめない強い心をつくるプログラム

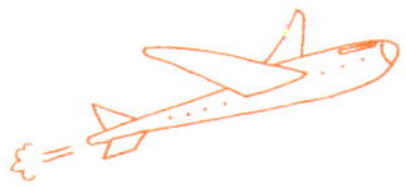

Program 5 神経を鎮める おやすみ前のプログラム

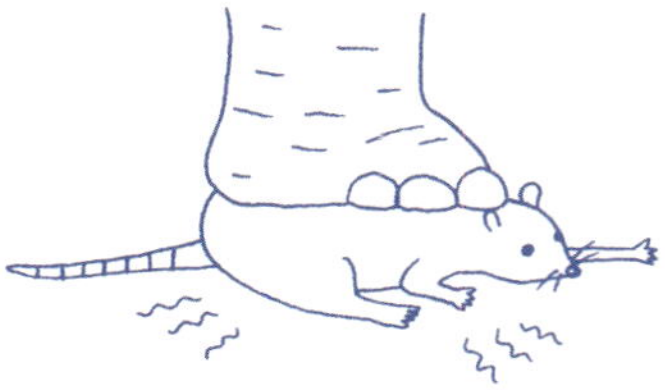

Special Program ヨガニードラ

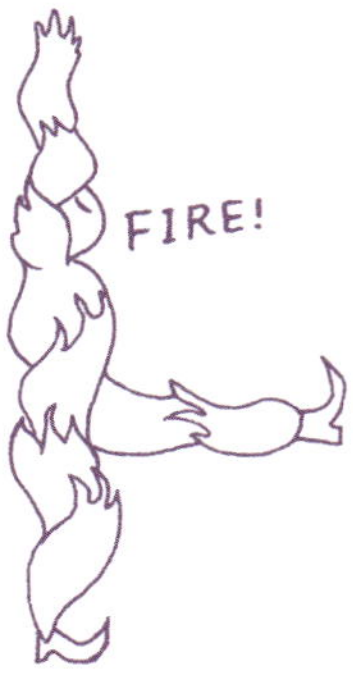

RELAX YOGA COLUMN

STAFF

ブックデザイン	AD:渡邊民人、D:小林麻実(TYPEFACE)
撮　影	ポーズ写真:橋詰かずえ
	カバー、P.2~5、106〜107、章扉写真ほか:濱津和貴
CG制作	(株)BACKBONEWORKS
イラスト	各ポーズ「IMAGE」のイラスト:坂木浩子(ぽるか)
	Relax Yoga Column、Special Programのイラスト:小林千絵子
モデル	万彩ハンソン
ヘア&メイク	青木舞子
校　正	(株)鷗来堂
書籍編集協力	友成響子
DVD制作	(株)グラフィット
ディレクター	仙田祐一郎
撮影	(有)ドラゴ
Special Program BGM(ガムラン)制作	辻圭介、佐藤菜美

衣装協力

(株)Yin Yang[☎075-634-3383　http://yin-yang.jp/]
P22-23のトレンカ、Program 1 の上下、Program 2 のパンツ、Program 4 の上下、Program 5 のトップス、Special Programのトレンカ

かぐれ表参道店[☎03-5414-5737　http://www.kagure.jp/]
P22-23のトップス、Program 2 のトップス、Program 3 の上下、Program 5 のレギンス、Special Programのトップス

※上記以外は私物

Special Thanks
Yoga studio TAMISA[☎075-212-0776　http://www.tamisa-yoga.com/]
オハナスマイル ヨガスタジオ[☎03-3760-9129　http://www.ohanasmile.jp/]

リラックスヨガに役立つ！

本書の使い方

ポーズに込められたイメージ

ヨガのポーズに込められたイメージをイラスト入りで解説しています。ポーズのイメージづくりに役立てましょう。

とりがちなNG姿勢

初心者がとってしまいがちな姿勢が一目瞭然。ちょっとした体の向きや位置など、ポーズの効果を半減させるNGポイントがわかります。

ポーズ名とその効用

各プログラムのテーマに沿った精神的な効用と、ポーズ名を紹介。目的を明確にして行うと効果もアップします。

DVDマーク

このマークがあるページはDVDで動きを確認できます。

ポーズがもたらす心の変化

数あるポーズの効果のうち、精神面でどのような変化が得られるかが具体的にわかります。

そのほかの効果

おもに身体面で得られる効果を紹介しています。

呼吸マーク

「吸う」「吐く」のマークで呼吸のタイミングを示しています。「自然に呼吸」のときは、自分のペースで呼吸しましょう。

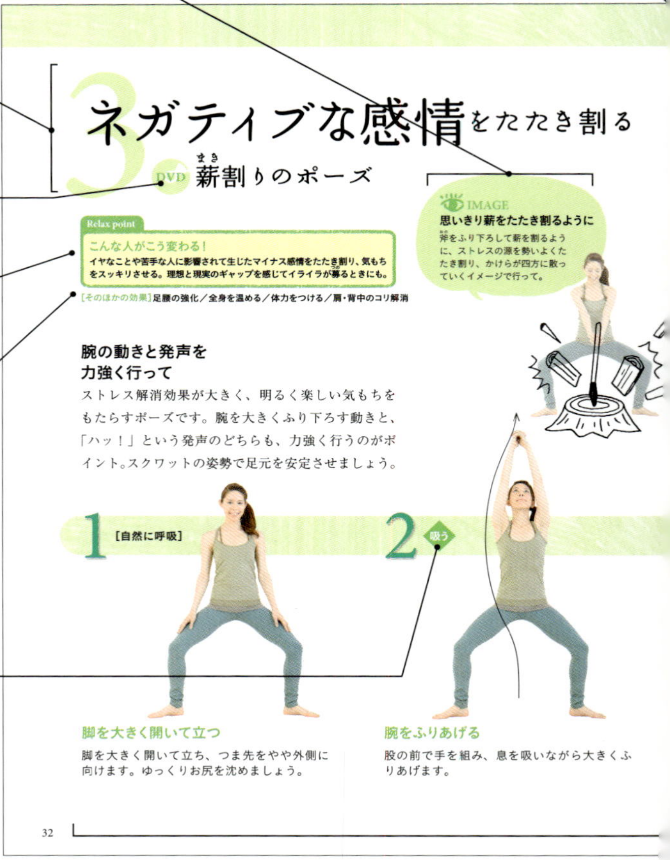

3. ネガティブな感情をたたき割る
DVD 薪《まき》割りのポーズ
Relax point
こんな人がこう変わる！
イヤなことや苦手な人に影響されて生じたマイナス感情をたたき割り、気もちをスッキリさせる。理想と現実のギャップを感じてイライラが募《つの》るときにも。
［そのほかの効果］足腰の強化／全身を温める／体力をつける／肩・背中のコリ解消
IMAGE
思いきり薪をたたき割るように
斧をふり下ろして薪を割るように、ストレスの源を勢いよくたたき割り、かけらが四方に散っていくイメージで行って。
腕の動きと発声を力強く行って
ストレス解消効果が大きく、明るく楽しい気もちをもたらすポーズです。腕を大きくふり下ろす動きと、「ハッ！」という発声のどちらも、力強く行うのがポイント。スクワットの姿勢で足元を安定させましょう。
1 ［自然に呼吸］
2 吸う
脚を大きく開いて立つ
脚を大きく開いて立ち、つま先をやや外側に向けます。ゆっくりお尻を沈めましょう。
腕をふりあげる
股の前で手を組み、息を吸いながら大きくふりあげます。
32

お断り

- 「Relax point」の解説は、ポーズの性質から予想できる精神的な影響を紹介しています。効果の感じ方には個人差があります。
- 「ココを意識！」で取りあげている部位は、各プログラムの目的に沿って、もっとも意識するといい箇所を紹介しています。それ以外の部位でも、ポーズを行うことで刺激を受ける場合があります。また、効果を感じる部位には個人差があります。
- 呼吸の回数はおおよその目安を紹介しています。呼吸の長さには個人差があるので、自分が心地よく感じるよう調整してください。
- ポーズの途中でつらさや痛みを感じたら、中断してください。逆に気もちよく感じるときは、長くキープしたり、くり返したりするといいでしょう。

プログラムについて

本書では６つのアプローチから「リラックス」を促します。

ストレスを取り払いたい ▶ Program1 イライラを解き放つ ストレス解消プログラム
気もちを落ち着けたい ▶ Program2 自分を大切にする 穏やかな心を育むプログラム
元気を出したい ▶ Program3 元気が欲しいときの エナジーアッププログラム
精神的に強くなりたい ▶ Program4 あきらめない強い心をつくるプログラム
高ぶった気もちを鎮めたい ▶ Program5 神経を鎮める おやすみ前のプログラム
手っ取り早く究極のリラックスを味わいたい ▶ Special Program ヨガニードラ

※各プログラムの前後に「ウオーミングアップ」「クールダウン」を行うと、いっそう効果が高まります。もちろん好きなポーズだけを行うのも、各プログラムを組み合わせるのもOKです。

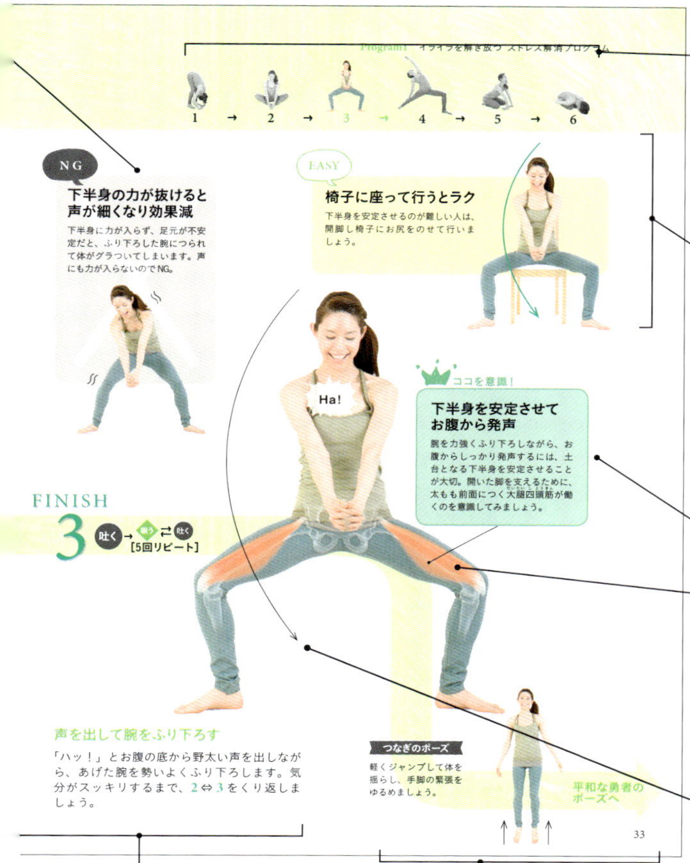

プログラムの順序

各プログラムは６つのポーズから構成。いま行っているポーズが何番目かはここでチェックしましょう。

かんたんバージョン

ヨガのリラックス効果を促すためにも無理は禁物。ポーズがつらいときは、負荷を減らしたラクな行い方を試しましょう。

意識すべき部位が把握できる

効果的に行うために意識するといい部位を、透過イラストを使って紹介。解説も合わせて読むと理解が深まります。

3ステップでポーズが完成

本書で紹介するポーズは、基本的に３ステップで完成。初心者でも覚えやすく、シンプルな内容です。

つなぎのポーズでヨガの完成度が高まる

各ポーズのあいだに余韻や間を味わうポーズをはさむことで、プログラムの効果がいっそう高まります。

ポーズのコツをくわしく解説

より効果をあげるための、ちょっとした動きのコツを解説。安全に行うためにも大切なポイントなので、見逃さずにチェック！

DVD

リラックスヨガに役立つ!

付録DVDの使い方

付録のDVDでは、本書で紹介する「ウオーミングアップ」と「クールダウン」「Program1～5」「Special Program」のすべてを、動画と音声でわかりやすく紹介しています。細かい動きなどはこちらを参考にしながら、リラックスヨガを楽しみましょう。

DVDの操作方法

1 DVDをプレイヤーに挿入すると自動的にメインメニュー画面が表示されます。

2 方向キーを、見たいところに合わせると、その部分の色が変わります。そこで決定ボタンを押すと、次のサブメニュー画面に移動します。

3 方向キーを、サブメニュー内で見たい項目に合わせると、その部分の色が変わり、決定ボタンを押すと映像が始まります。

4 すべての映像を通して見たい場合はメインメニューの「全部見る」を、各プログラムを通して見たい場合はサブメニューの「Program ○を全部見る」を選択してください。

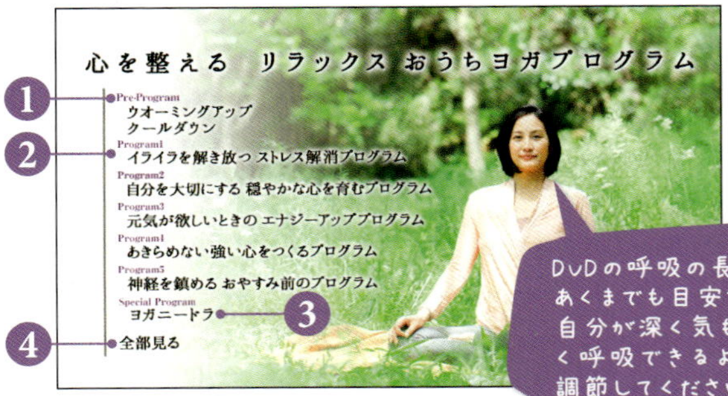

DVDの呼吸の長さはあくまでも目安です。自分が深く気もちよく呼吸できるように調節してくださいね。

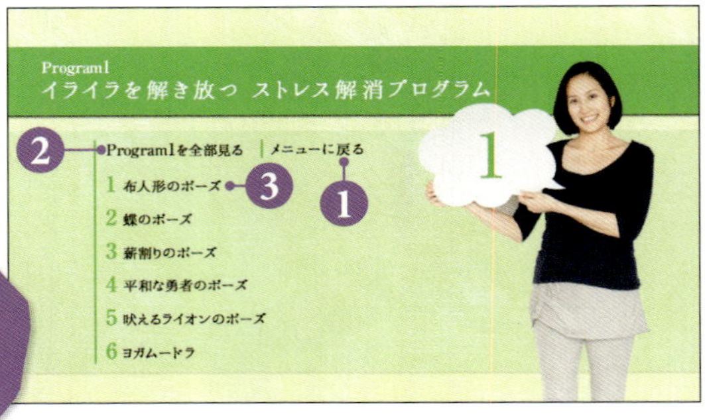

メインメニュー画面

❶ ウオーミングアップ、クールダウンが見られます
❷ サブメニュー画面に移動します
❸ ヨガニードラが見られます
❹ すべての映像を見られます

サブメニュー画面

❶ メインメニュー画面に戻ります
❷ プログラムを通して見られます
❸ ポーズのみ見られます

お断り　ＤＶＤで紹介しているポーズのなかには、本書内で紹介しているポーズと、左右の順序などが異なるものもあります。

DVD使用上の注意

●この製品はDVDビデオです。ご使用の際は、DVD対応プレイヤーで再生してください　●DVD再生時の事故や故障の責任は負いません　●本書・DVDに収録されたものの一部、または全部について、権利者に無断で(有償・無償問わず)複写・複製・改変・転売・放送・インターネットによる配信・上映・レンタルすることは法律で固く禁じられています　※図書館の方へ　付属のディスクの貸出しは不可とし、閲覧は館内に限らせていただいております

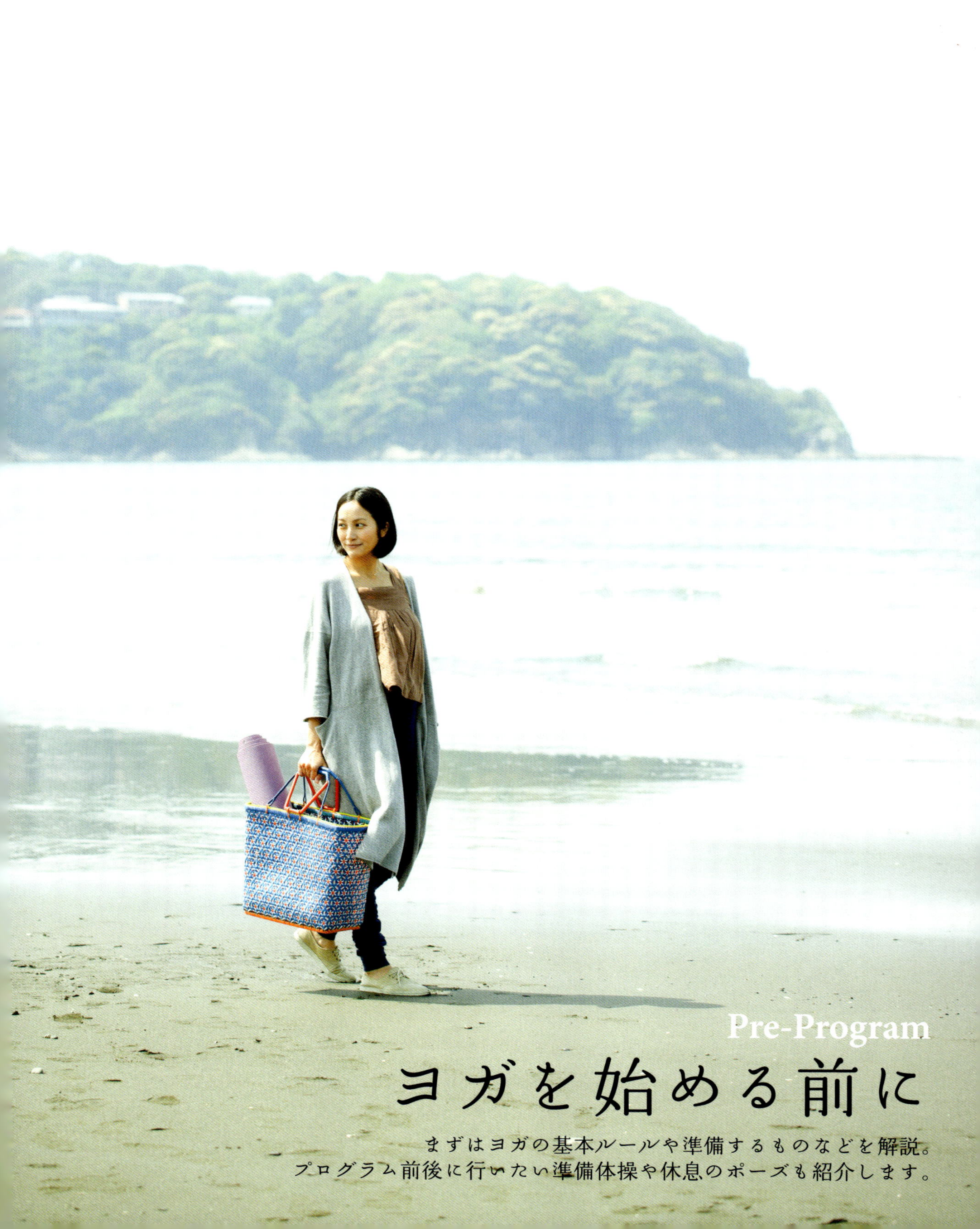

Pre-Program

ヨガを始める前に

まずはヨガの基本ルールや準備するものなどを解説。
プログラム前後に行いたい準備体操や休息のポーズも紹介します。

準備ステップ

始める前にここをチェック

体調

体のコンディションをチェックして

発熱時や風邪をひいたときなど、体調がすぐれない場合は、ヨガはお休みしましょう。逆に、多少のだるさや疲れはヨガで解消することもあります。そのほか、次のようなときは避けましょう。

- 食後2時間以内の満腹時
- 生理初日～3日目（出血量が多い期間※）
- 体に鋭い痛みがあるとき
- 体のどこかが出血しているとき

※とくに心臓よりも骨盤が上位にくる逆転系のポーズは、行わないように。ヨガをしたいときは、ふだんよりやさしいポーズを選びましょう。

！こんな人は医師と相談を！

- 妊娠中または産後間もない人
- 心臓疾患、糖尿病、高血圧、てんかん、ヘルニアがある人
- そのほか治療中の持病がある人

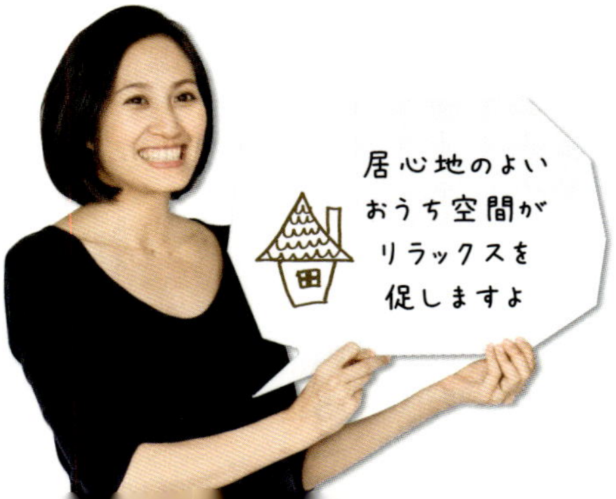
居心地のよい
おうち空間が
リラックスを
促しますよ

服装

好みのヨガウエアで心地よさをアップ！

基本的には自分が着ていて心地よく感じられる服装ならなんでもOK。ヨガのポーズには、脚をあげたり、体をねじったりといろいろな動きが出てくるので、体を締めつけず、心地よく動けるデザインを選ぶのもポイントです。最近のヨガウエアは、天然繊維やアースカラーなど素材や色合いが豊富。ふだんのリラックスウエアとして使えるデザインも登場しているので、好みのものを探してみてください。

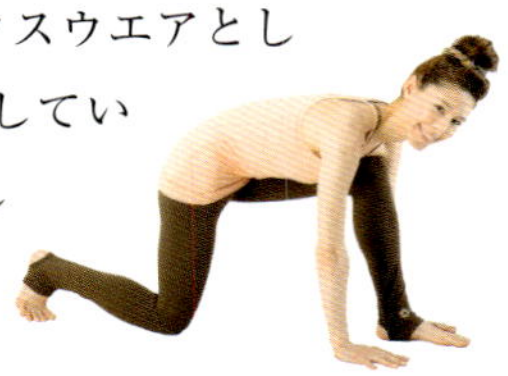

環境

壁面のあるスペースを静かな環境に整えて

本書では、壁を補助的に使うポーズを紹介しています。家具などがない壁面と、手脚を伸ばせる広さを確保してください。

室内はできるだけ物が少なく、清潔な状態がベスト。照明は明るすぎない間接照明や、キャンドルなどのやわらかい光が望ましいでしょう。

携帯電話やアップテンポなBGM、テレビ、ラジオは集中力の妨げになるので消しておきましょう。

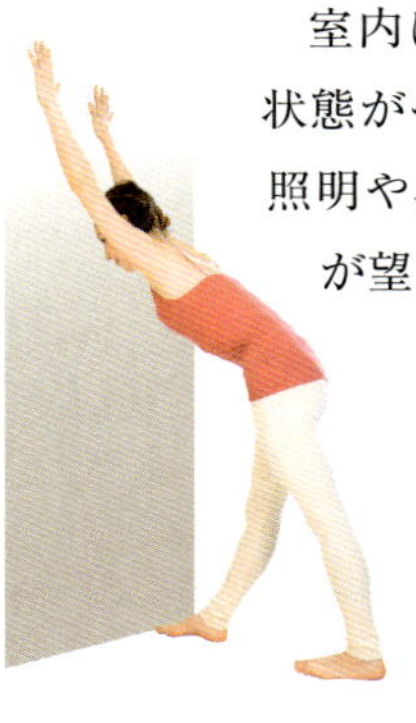

道具

あると便利な道具類。
すべてそろえなくてもＯＫ

＊ヨガマット

本書で紹介しているポーズは初心者向けなので、ヨガマットの代わりに大きめのバスタオルを敷いても行えます。また、畳の部屋なら、マットを敷かなくても OK。

新たに購入する際は、適度な厚みがある薄すぎないものを選びましょう。

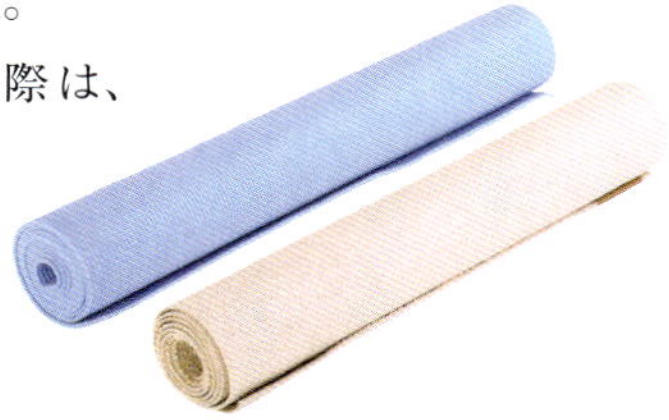

＊ヨガブロック

ポーズの負荷を調節したり、補助として使用したりすることで、ポーズの効果を高められます。

さまざまなサイズや値段のブロックが市販されていますが、体重をしっかり支えられる頑丈なものなら基本的に OK。家にある文庫本を使って手づくりしてもいいでしょう。

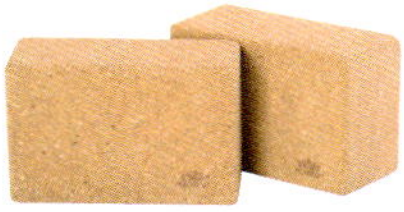

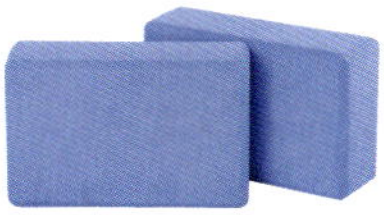

こんなふうに使います！

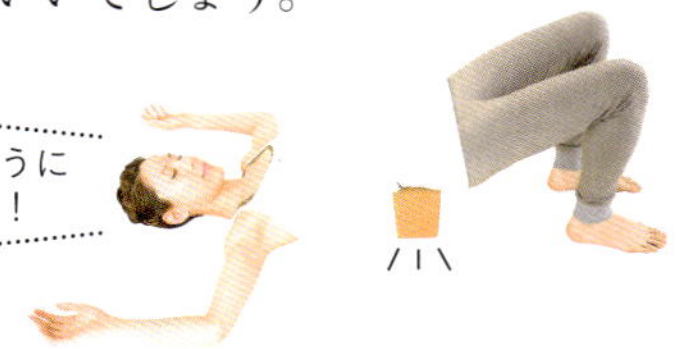

＊タオル類

ポーズ中に体が浮いてしまうところにはさんだり、ひざなど痛いところの下に敷いたりするのに使います。

バスタオル、スポーツタオル、手ぬぐいなど、家庭にあるものを数枚準備しましょう。

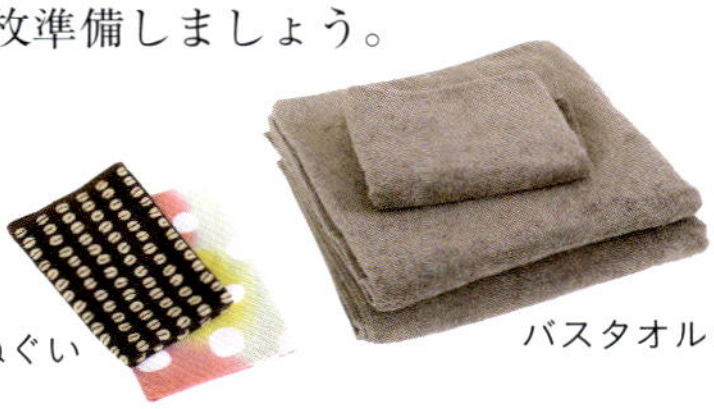

＼買わなくてもOK！／

手づくりブロックのつくり方

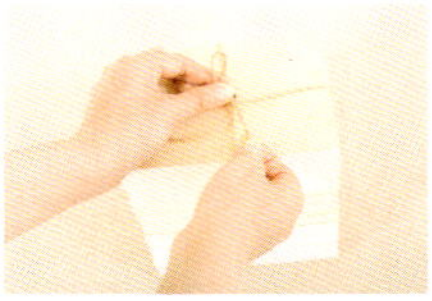

① 文庫本を高さ約20cmになるよう積みあげ（8～12冊程度が目安）、ひもで縛る

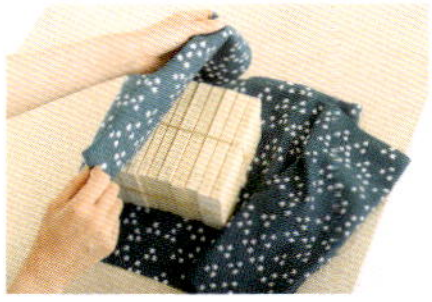

② ①を手ぬぐいで包む。箱をラッピングする要領で端を折り曲げて

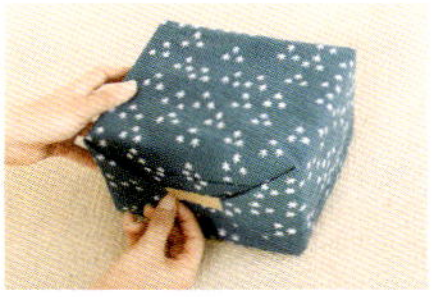

③ 布の端を粘着テープなどでとめる

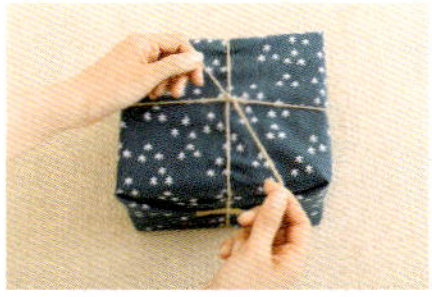

④ ひもで縛れば完成！

できあがり！

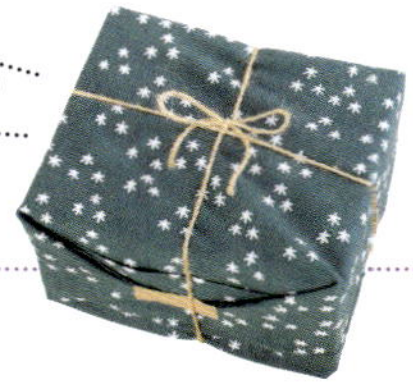

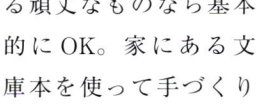

リラクセーション効果を高める

リラックスヨガを深め

1 心地よく呼吸を続けよう

心を整えるために、ヨガでもっとも重要な鍵を握るのが呼吸です。ヨガは、動きと連動して呼吸を行うことで、「プラーナ」と呼ばれる生命エネルギーのバランスを整えようとするものです。

プラーナは、私たちの心にも深く関わっているため、呼吸を意識することは心を整えることにもつながります。ここが、ヨガとほかのエクササイズとのいちばんの違いです。

吸う息と吐く息では、次のような違いがあります。

吸う息 受け取る、上から下に流れる、ゆるむ、やわらかい、月のエネルギー、陰のパワー

吐く息 与える、下から上にあがる、力強い、締まって硬い、太陽のエネルギー、陽のパワー

息を吸うときに体をゆるめ、まわりにある自然の力をたっぷりと受け取ること。吐く息で体を締めて、自分の力を力強くまわりに与えること。まるで、呼吸を通じて自分の内と外のフィールドを混ぜ合わせるように行うのです。ポーズ中は、この陰と陽のバランスが整うように心がけましょう。

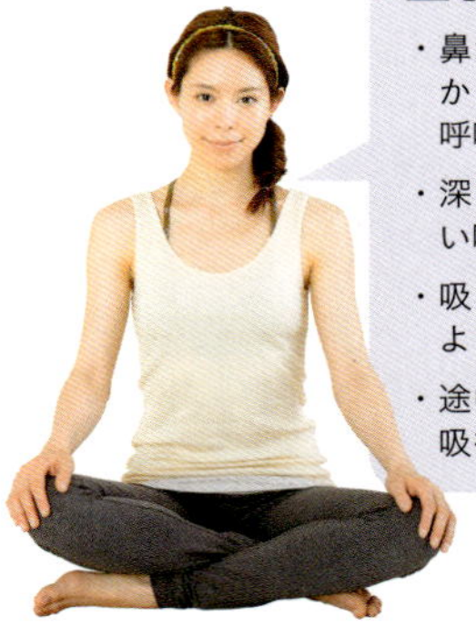

上手な呼吸のコツ

- 鼻から吸ってお腹をふくらませ、鼻から吐いてお腹をへこませる、腹式呼吸が基本
- 深く呼吸をする。肩に力が入った浅い呼吸はNG
- 吸う息と吐く息の長さが同じになるように
- 途中で呼吸を止めず、なめらかに呼吸を続ける

2 100％の体力を使わなくてもOK

ヨガは歯を食いしばってがんばるものではありません。無理にポーズをとって体をいじめ苦しめていては、ヨガのよさは感じにくくなります。体力の半分くらいまでの力加減を目安に、呼吸が心地よく味わえる程度の負荷で行いましょう。

ポーズを終えたあとに「スッキリした気もちになっているか」を目安にしてください。

3 力を入れる部位と抜く部位をつくる

ポーズによっては力を込める必要のない部分もあります。よけいなところが力んでしまうと、ヨガの効果は半減。しっかり力を入れるべき部位と、力を抜く部位の両方が存在するように、意識してみましょう。

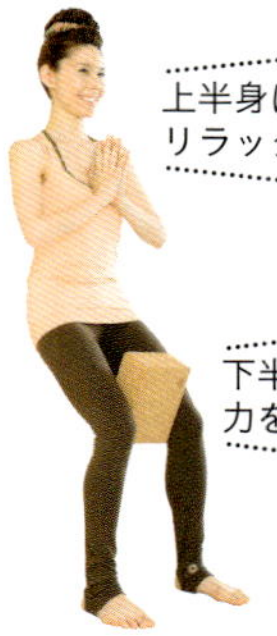

上半身は
リラックス～♪
下半身は
力を込める！

る秘訣

4 骨盤の傾きに注目する

本書で紹介する多くのポーズで意識してほしいのが、骨盤の傾きです。骨盤は、前に傾いても後ろに傾いても、ポーズを深めるうえでマイナスになります。前にも後ろにも傾斜せず、まっすぐ立つのが正しいポジションです。

骨盤の傾きがわかりにくい人は、お尻に長いしっぽがついている様子をイメージしてみましょう。骨盤がまっすぐ立っているとしっぽはまっすぐ下にたれますが、前傾した状態だと腰が反り、しっぽは上につりあがります。逆に、後傾した状態だと背中が丸まり、しっぽは脚のあいだに巻き込まれてしまいます。

[しっぽを思い浮かべて骨盤の傾きを防止]

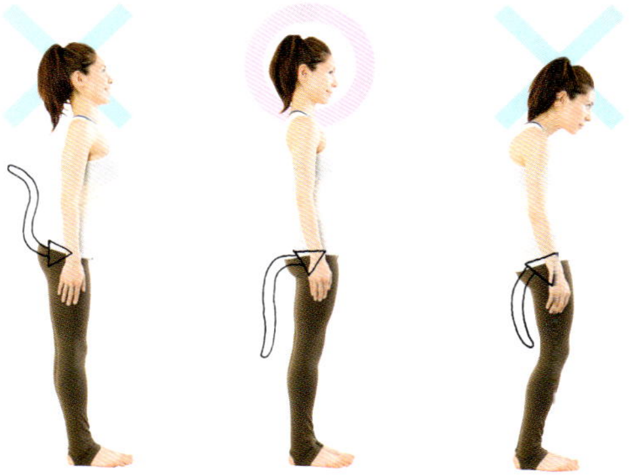

骨盤が前傾している状態。しっぽは上向きになり、腰椎が反って腰を痛めることも

骨盤がまっすぐ立っている状態。お尻につくしっぽは下にたれる

骨盤が後傾している状態。しっぽは脚に巻き込まれる。背中が丸まって胸部がつぶれ、呼吸が深まらない

5 関節を反らさないように

腕や脚を伸ばすポーズでは、ひじやひざの関節を伸ばしきらないことが、ケガ予防のために大切。力を込めてつい反らせてしまう人はつねに少しだけ曲げて関節に力をかけすぎないように意識しましょう。関節を守るためにも大切なポイントです。

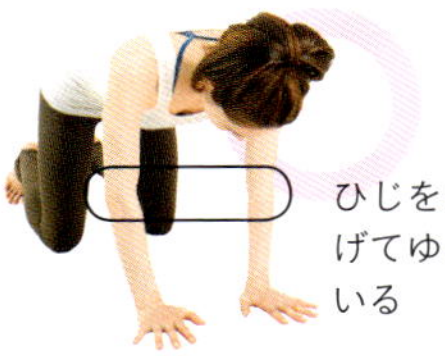

ひじを少し曲げてゆるめている

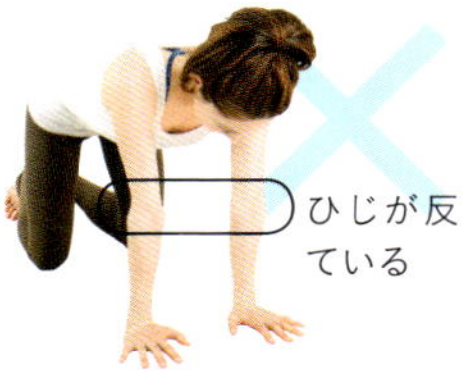

ひじが反っている

6 足裏にかかる体重を均等に

立って行うポーズでは、足裏にバランスよく体重をかけましょう。ポイントは、かかとの外側と内側、親指のつけ根と小指のつけ根4点に、力を均等に入れること。歩きグセや筋肉のつき方など、人によっては均等に力が入りにくいかもしれませんが、このバランスを練習することで、足を踏み込む力が強化され、コアが整い、ポーズやふだんの姿勢の土台が安定します。

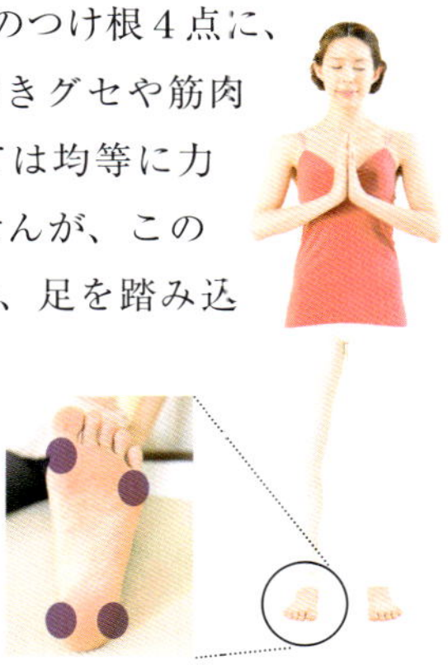

この4点に体重を均等にかける

DVD

プログラム前のウオーミ

ヨガを行う前には、ポーズを無理なく行えるように全身を軽くほぐしておくと、
体が温まり、ヨガの効果も高まります。ここでは短時間でできるかんたんなストレッチを紹介します。
各プログラムを始める前に行いましょう。もちろん、ウオーミングアップだけを行ってもOKです。

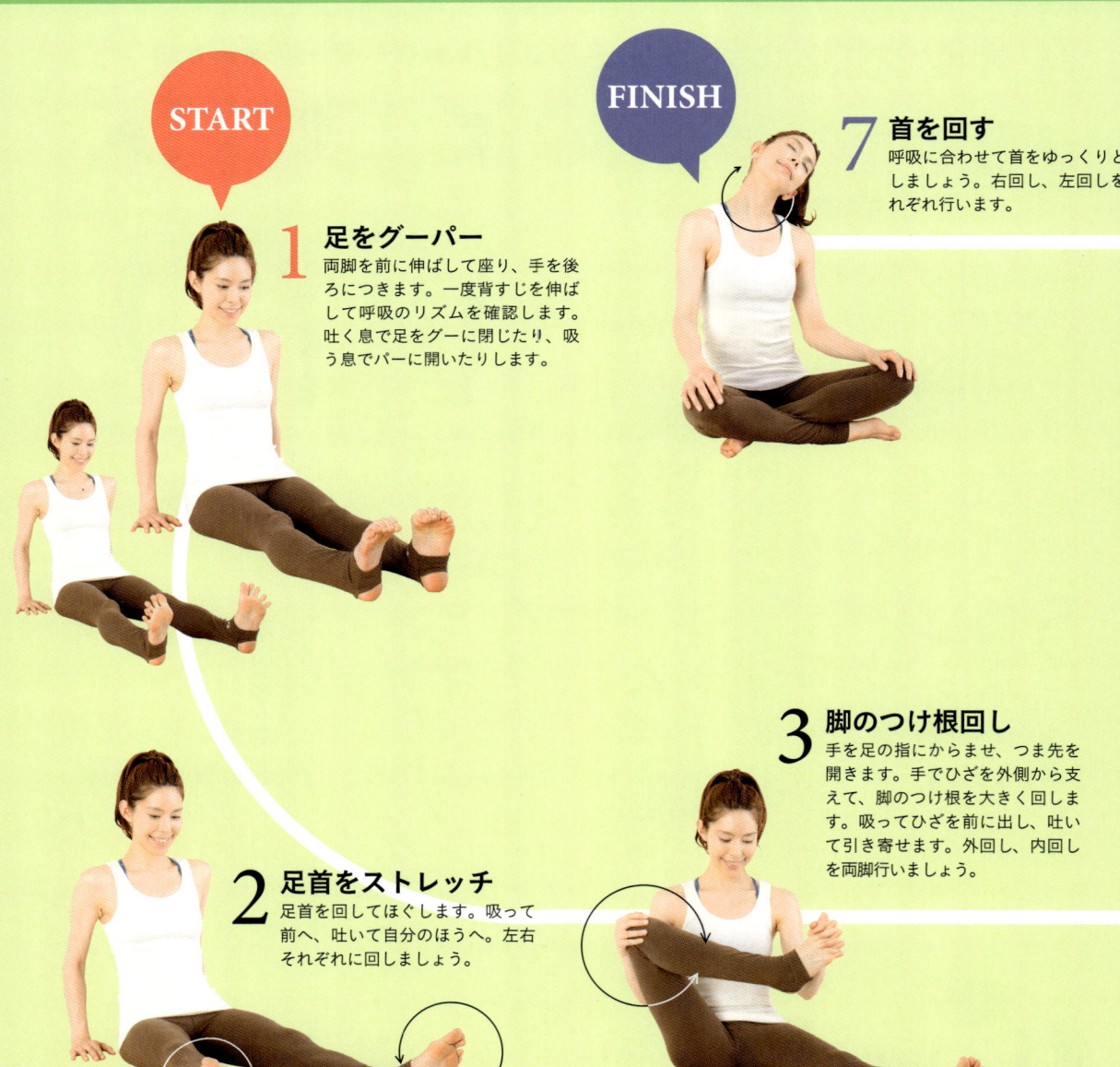

START

1 足をグーパー

両脚を前に伸ばして座り、手を後ろにつきます。一度背すじを伸ばして呼吸のリズムを確認します。吐く息で足をグーに閉じたり、吸う息でパーに開いたりします。

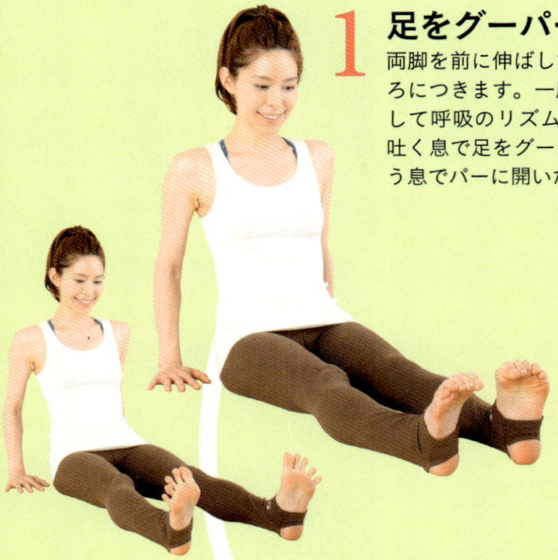

2 足首をストレッチ

足首を回してほぐします。吸って前へ、吐いて自分のほうへ。左右それぞれに回しましょう。

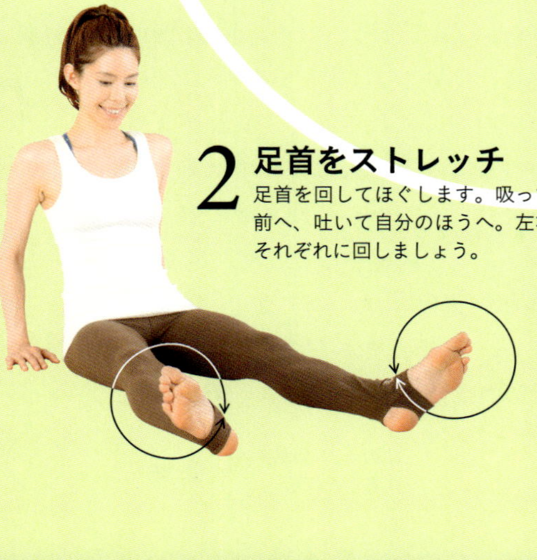

3 脚のつけ根回し

手を足の指にからませ、つま先を開きます。手でひざを外側から支えて、脚のつけ根を大きく回します。吸ってひざを前に出し、吐いて引き寄せます。外回し、内回しを両脚行いましょう。

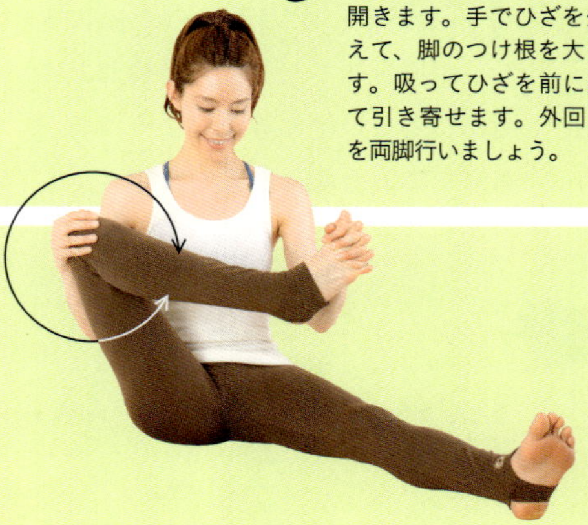

FINISH

7 首を回す

呼吸に合わせて首をゆっくりと回しましょう。右回し、左回しをそれぞれ行います。

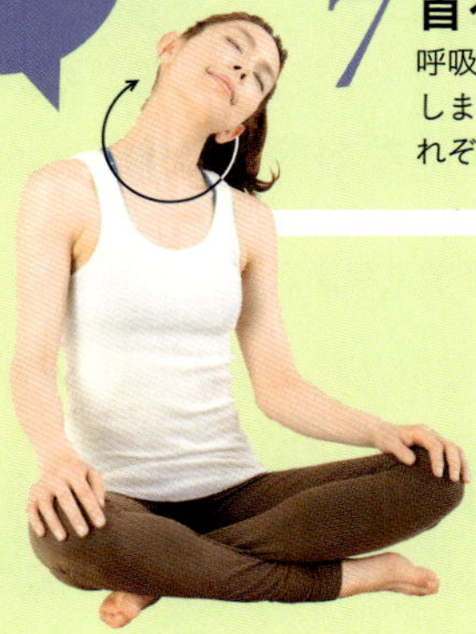

ングアップ

行う際は

- 各ステップを、それぞれ5回ずつくり返しましょう。
- 呼吸は止めずに、深くゆっくりと吸ったり吐いたりをくり返しながら行いましょう。

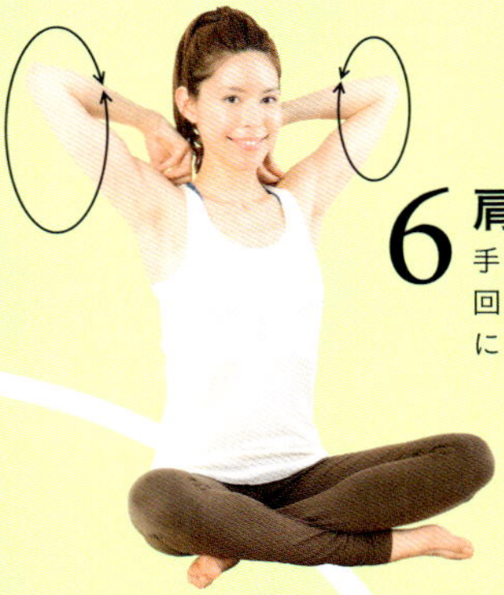

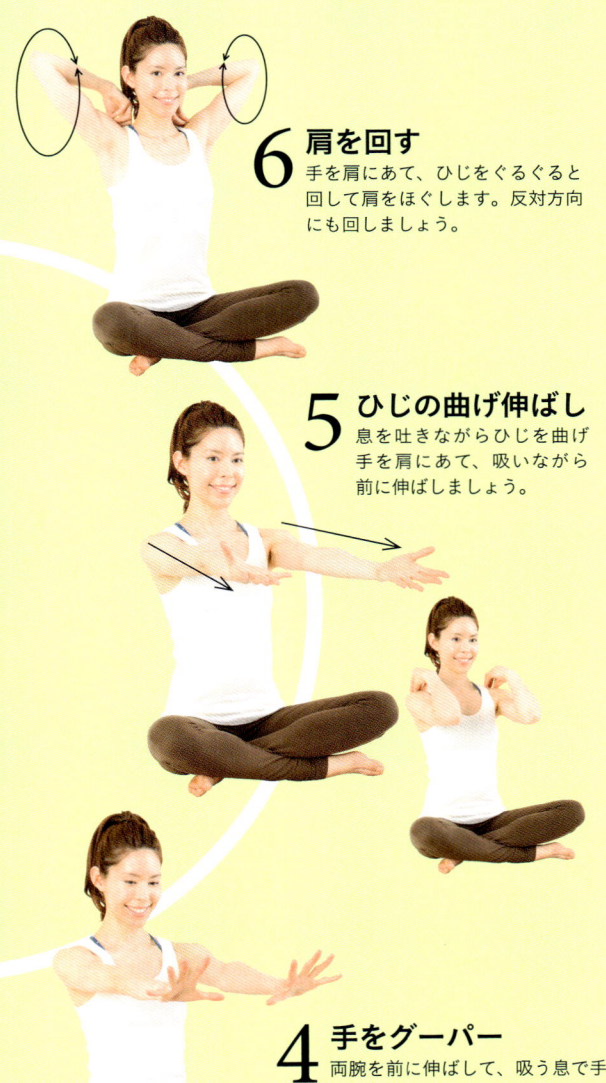

6 肩を回す

手を肩にあて、ひじをぐるぐると回して肩をほぐします。反対方向にも回しましょう。

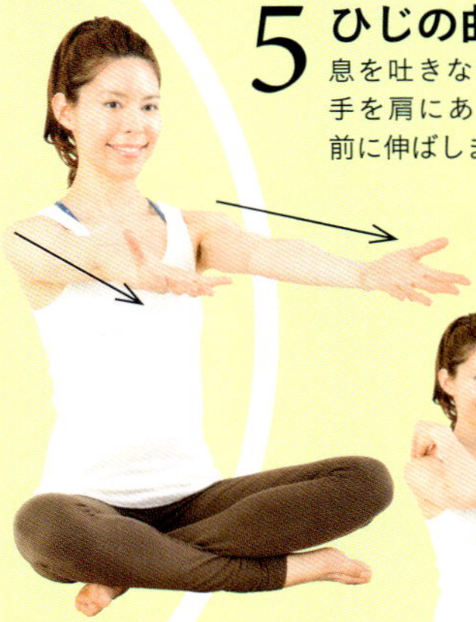

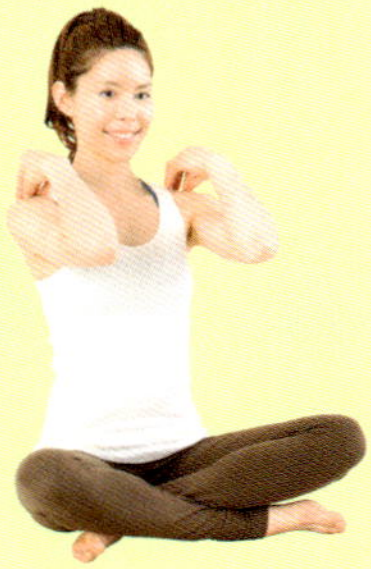

5 ひじの曲げ伸ばし

息を吐きながらひじを曲げ手を肩にあて、吸いながら前に伸ばしましょう。

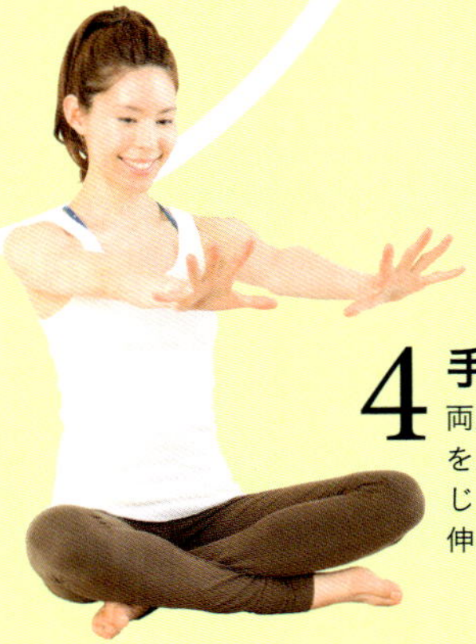

4 手をグーパー

両腕を前に伸ばして、吸う息で手をパーに開き、吐く息でグーに閉じます。指のあいだをていねいに伸ばしましょう。

プログラム後のクールダウン DVD

ヨガではポーズを終えたあとに、
心と体をクールダウンする時間を大切にしています。
余韻を味わい、ポーズの効果を
感じるための時間でもあります。
各プログラムを終えたあとは、
「シャバアーサナ（屍《しかばね》のポーズ）」と呼ばれる
仰向けの姿勢でひと休みしましょう。

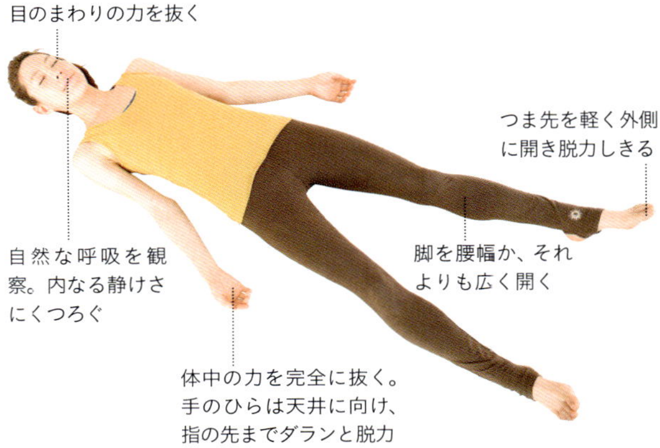
目のまわりの力を抜く
つま先を軽く外側に開き脱力しきる
自然な呼吸を観察。内なる静けさにくつろぐ
脚を腰幅か、それよりも広く開く
体中の力を完全に抜く。手のひらは天井に向け、指の先までダランと脱力

RELAX YOGA COLUMN 1

ヨガは“満足する心”を知るための練習

古典『ヨガスートラ』のもっとも有名な言葉に、「ヨガとは心の作用を整えること（Yogas citta vritti nirodah）」があります。

心は育った環境によってクセづけされ、成長するにしたがって「こっちがよくて、こっちは悪い」といった、ものの見方を身につけます。自分ではものごとをニュートラルに見ているつもりでも、実際は「心」という色眼鏡を通じて外の世界を眺めているのです。

この働きが複雑になりすぎると、いまここにある本質的な美しさを、素直に感じ取れない不感症の状態になります。

ヨガで自分の本質と深くつながっている人は、こうした心の作用に惑わされず、ものごとのあるがままの姿をまっすぐ見ることができます。彼らが口をそろえるのが「私たちには本質的に欠けているものが何一つない」との言葉。そんなことを初めて聴くと、ビックリしてしまいますよね（私はそうでした！）。

欠けているものが何一つないと知る、満ち足りた心。ヨガではそれを「サントーシャ（知足）」と呼びますが、この心の状態に至ることが、ヨガがめざす最上の宝なのです。

逆に、サントーシャの対極にある「ラーガ（欲望）」は枯渇することのないエネルギーで、中毒性があります。この虜《とりこ》になってしまうと、幸せの源がすでに自分のなかにあるのにもかかわらず、「あれも足りない、これも足りない」と外を探して回るだけで一生を終えることになります。まるで極上のケーキを手にしているのに、それを味わう間もなくゲームオーバーになってしまうような、非常にもったいないことだと思います。

ヨガの練習は、自分の心を整えるチャンスです。「こうあるべき」という理想像を一度ゆるめて、疲れているところも、こわばっているところも含めて、そのままの自分にOKサインを出してください。

今日の自分こそが、いまここにある唯一の自分。ヨガを通じて心の作用を知り、よけいなフィルターを取り除くことで「満足する心」を体感していきましょう。

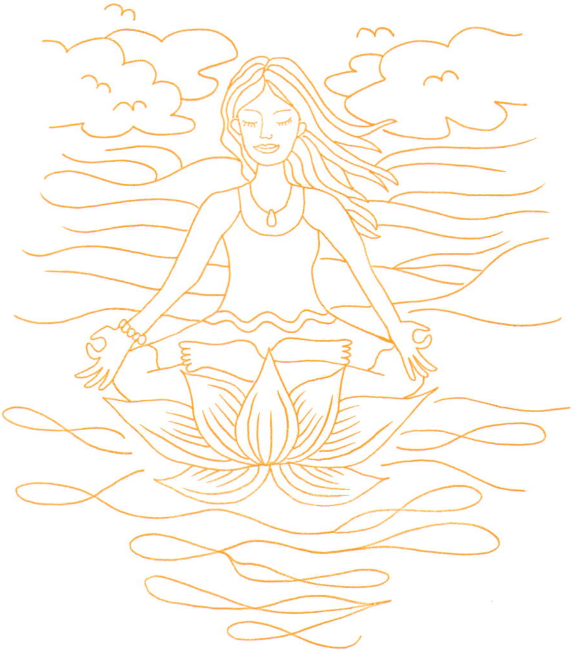

Program 1
イライラを解き放つ ストレス解消プログラム

怒りや悲しみなどのネガティブな気もちを、心の内にため込んでいませんか？
感情を解き放つポーズで、心の曇《くも》りを晴らしましょう。

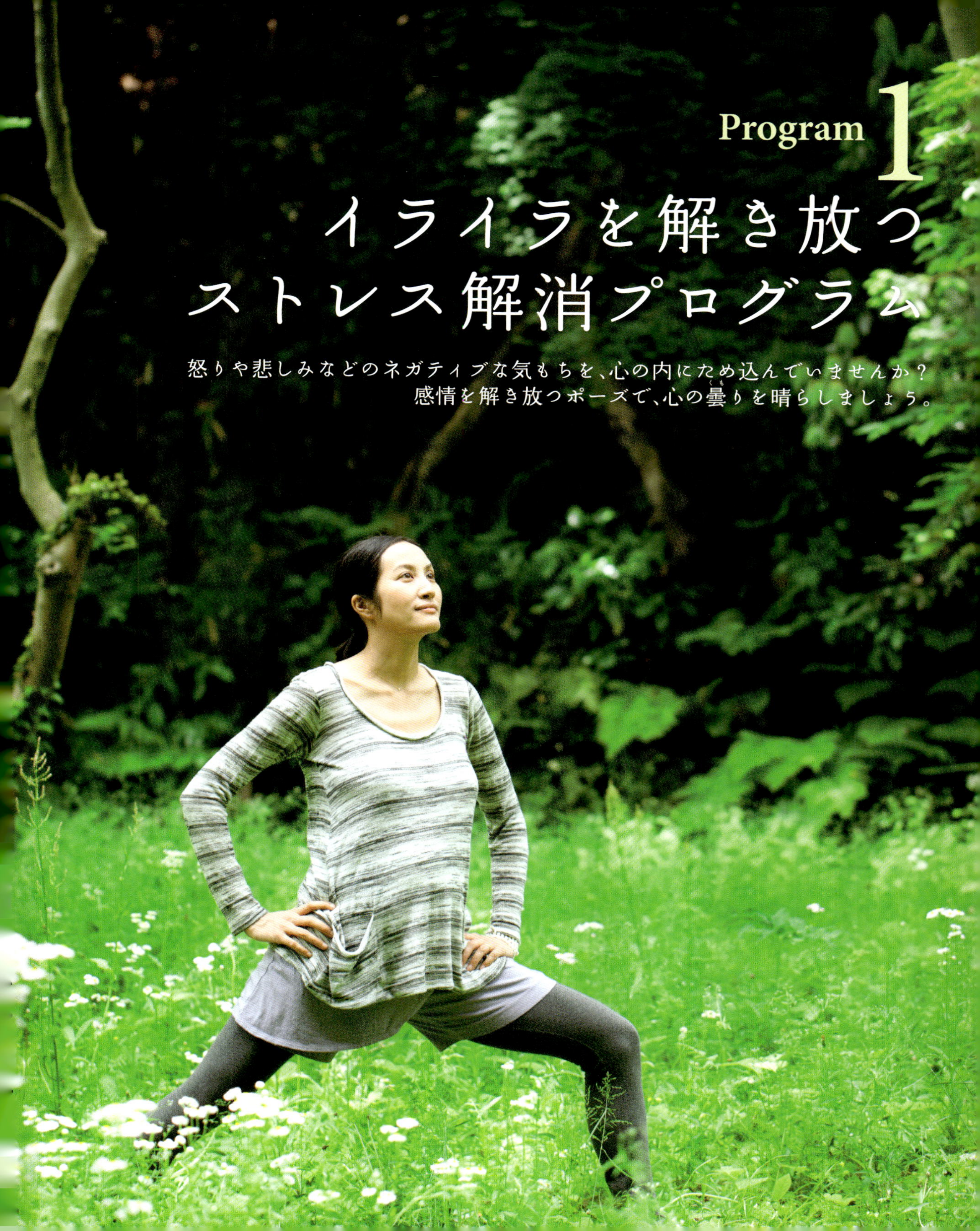

このプログラムのねらい

イライラした気もちを手放して心を軽くする

感情はため込まずに、適切な形で
外に出すのがリラックスへの第一歩。
思いきりハーッとため息をついたり
滞った部分をほぐしたりする動きで
終えたあとにスカッとした
爽快感が味わえるポーズを集めました。

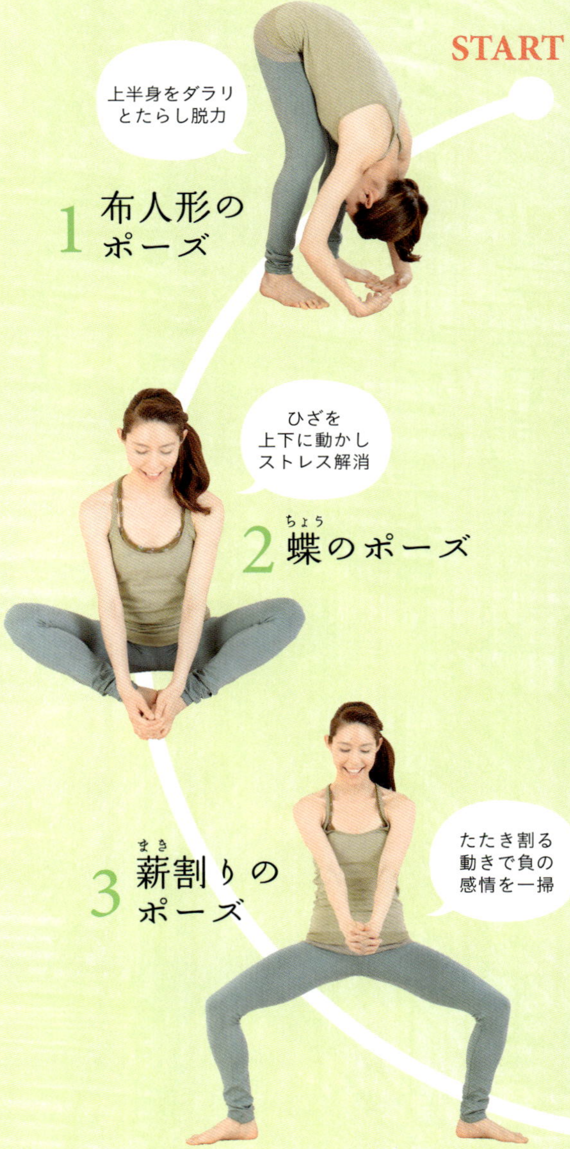
START
上半身をダラリとたらし脱力
1 布人形のポーズ
ひざを上下に動かしストレス解消
2 蝶《ちょう》のポーズ
3 薪《まき》割りのポーズ
たたき割る動きで負の感情を一掃

香先生のハートフルメッセージ

人には調子の悪いときもあるし、元気いっぱいな日もあります。やるべきことを詰め込みすぎて処理能力をオーバーしたら、必要なのは「何かをたすこと」よりも「手放すこと」かもしれません。私たちはスーパーマンではないのです。イライラ・モードに陥《おちい》ってしまったときは、目を閉じて1分間の深呼吸を。「不完全なところも含めてご愛嬌《あいきょう》」と、自分にやさしく語りかけ、心をゆるめ、ありのままの私自身に平和が訪れる様子を眺めましょう。

Program1を行うと……

- ため込んだ感情が解き放たれる
- 怒りや不満を抱えた心が鎮まる
- 気分がスッキリして明るい気もちになる
- 呼吸が深まる
- 体の滞りがほぐれる

FINISH

6 ヨガムードラ

腹部を押し込み
波立つ心を
鎮《しず》める

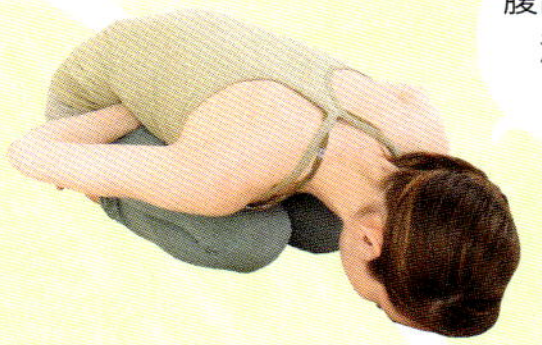

舌を突き出し
心の重さを
手放す

5 吠《ほ》えるライオンのポーズ

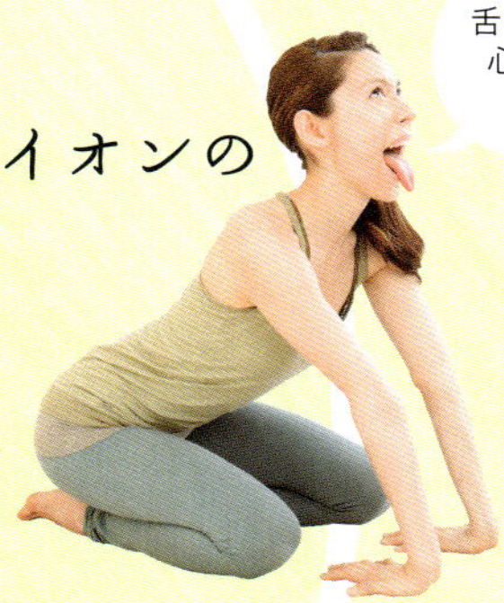

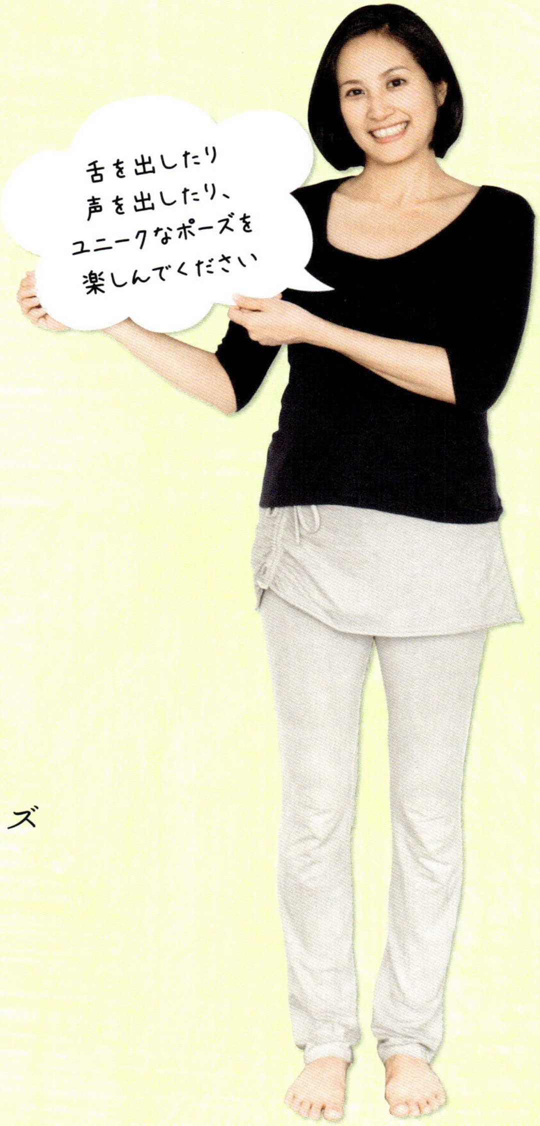
舌を出したり
声を出したり、
ユニークなポーズを
楽しんでください

胸を開いて
誇りを
取り戻す

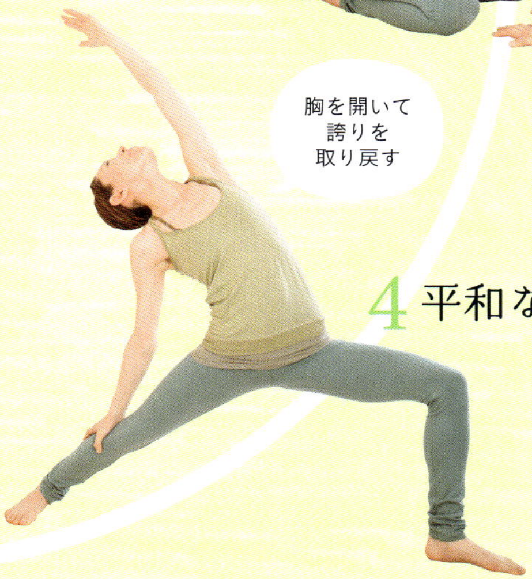

4 平和な勇者のポーズ

1 力を抜く心地よさを味わう

DVD 布人形のポーズ

Relax point

こんな人がこう変わる！

心身ともに疲れきっているときや、何もしたくないときに。精神と肉体の浄化を促し、ストレスや疲れを取り除く助けとなるポーズ。

[そのほかの効果]自律神経のバランス調整／背中のコリ解消／背骨が伸びる

IMAGE

脱力しきったお化けのイメージで

沼から水をしたたらせながら起きあがるお化けのように、指先や髪の毛の先までダラリと力が抜けているイメージで行って。

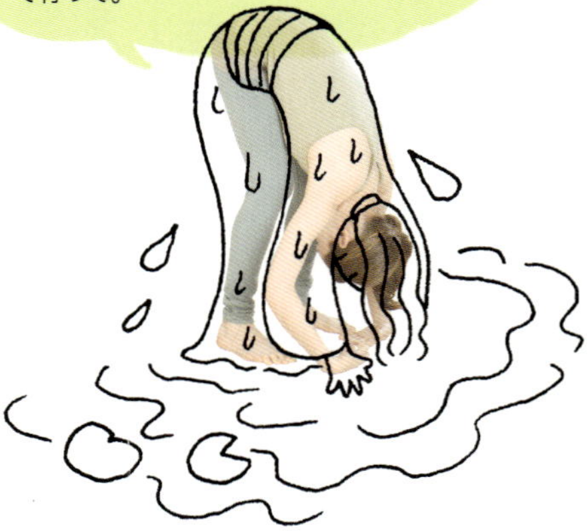

頭をからっぽにして 指先まで力を抜いて

ゆっくりと背中を丸める動きが、深いリラクセーションを誘います。指先まで脱力しきって、時間をかけてくり返すことで、心身の緊張がほぐれていきます。自分を見つめ、いまの状態を気づかせてくれる効果も。

1 [自然に呼吸]

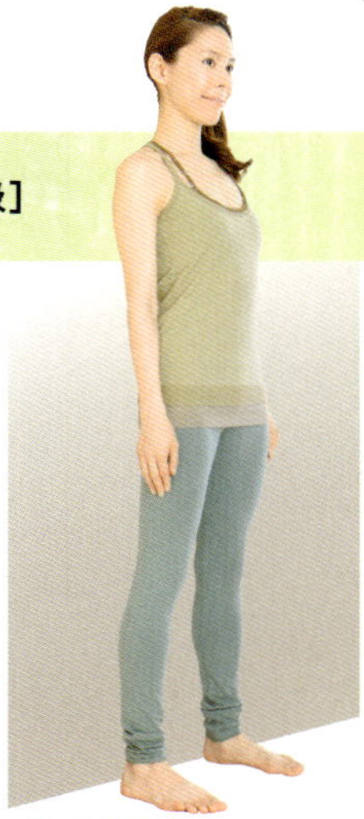

壁にもたれ腕の力を抜く

背中を壁につけて、足をお尻の厚みぶん壁から離して立ちます。腕を何度か上下にふるい、指先までダラリと力を抜きます。

2 [自然に呼吸]

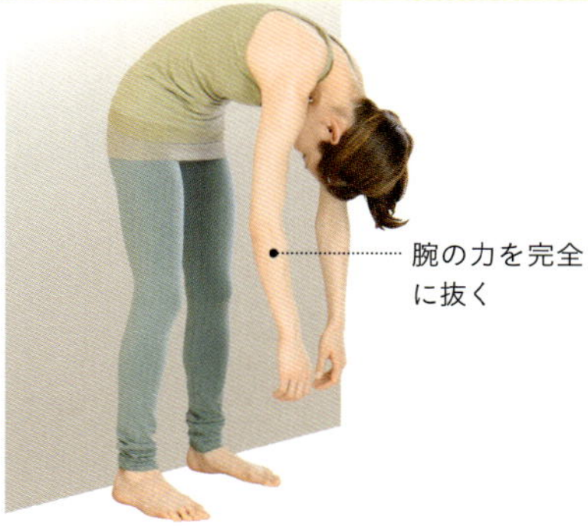

背中をゆっくりと丸める

目を閉じてあごを引き、背中を少しずつ壁から離して丸めていきます。深い呼吸を続けながら、ゆっくりと上半身を下ろして。ひざは曲げてOK

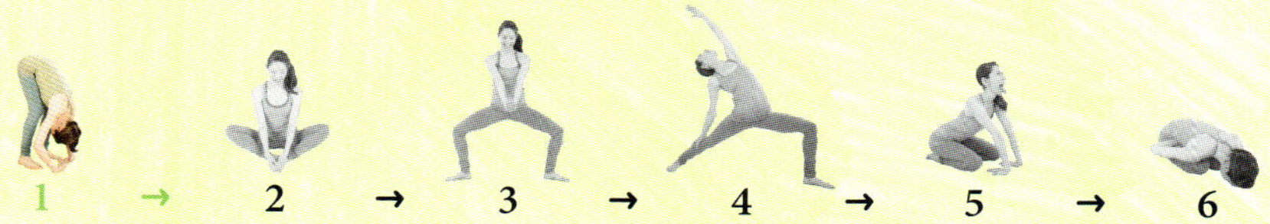

NG

背中がまっすぐだとリラックスしない

背中を板のようにまっすぐにした状態で曲げると、背骨まわりがほぐれずNG。腕がピンと突っ張っていてもリラックスしません。

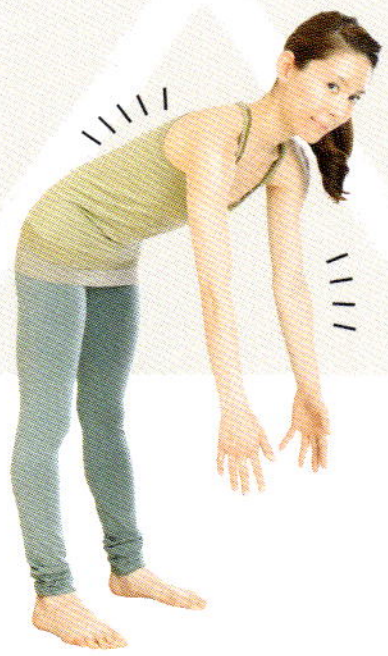

EASY

壁から足をたっぷり離すとラクに行える

太ももの裏側が張ってつらい人は、壁から足を遠ざけ、ひざをより深く曲げるとラクに行えます。

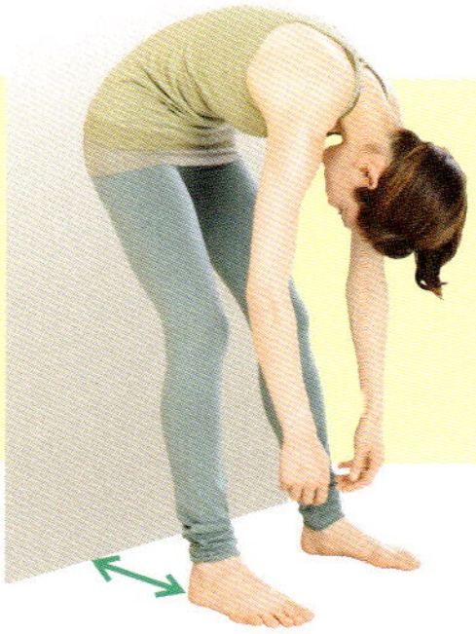

ココを意識！

背中をなめらかに丸めてほぐす

背中を丸めるときは、背骨一つひとつを順々に動かし、だんご虫が丸まるようになめらかな動きを意識。背骨や脊柱《せきちゅう》起立筋《きりつきん》がほぐれ、深い呼吸とリラックスを促します。

FINISH

3 ［自然に呼吸］

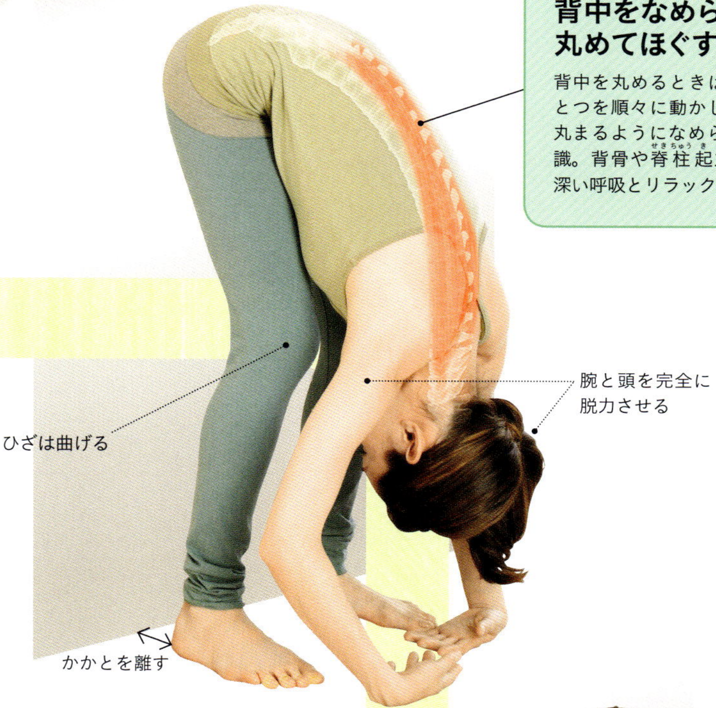
腕と頭を完全に脱力させる
ひざは曲げる
かかとを離す

低い位置で深呼吸する

いちばん深いところまできたら、鼻から息を吸い、口からため息を出すように吐く呼吸を数回くり返して。さらに、下りたときと同じくらいのスピードで背中を起こし 1 に戻ります。

つなぎのポーズ

背中を壁につけたまま脚を開いてしゃがみ、数呼吸。次のポーズの準備にも。

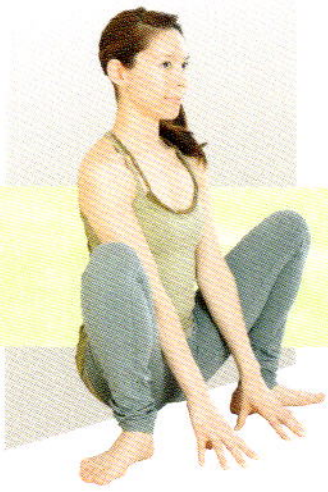

蝶《ちょう》のポーズへ

2. ため込んだストレスを吐き出す

DVD 蝶《ちょう》のポーズ

Relax point

こんな人がこう変わる！

いまにもあふれ出そうなつらい気もちをうまく表せないときに、抑圧した感情を吐き出す助けをする。ストレスが身体的不調として表れているときにも。

［そのほかの効果］股関節をほぐす／月経バランス調整／骨盤まわりの血行促進

IMAGE

花畑で飛び回る
蝶になったつもりで

花畑で羽をはためかせる蝶の楽しげな姿を思い浮かべ、ひざをパタパタと上下に動かしてみましょう。

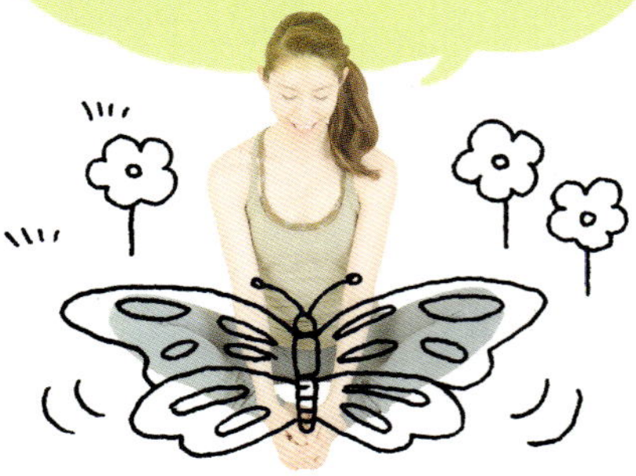

股関節をほぐしながら
ストレスを吐き出して

ひざを上下させながら、吐く息といっしょにため込んだストレスを出しましょう。ひざの上下運動によって骨盤まわりの血流が促され、ストレスとも関連の深い女性特有のトラブル予防にも役立ちます。

1 ［自然に呼吸］

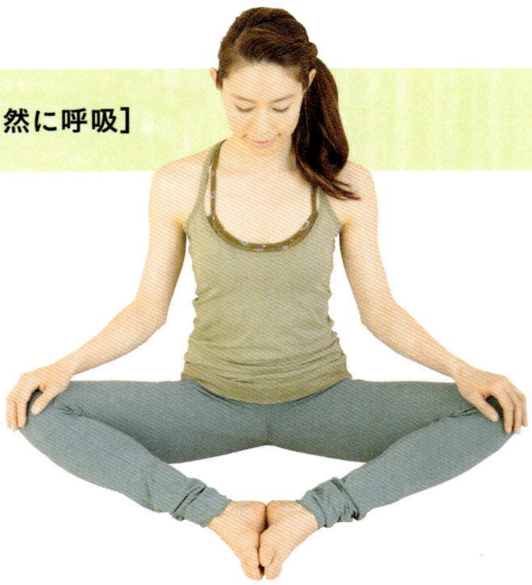

背中を壁につけ足裏どうしをつける

背中を壁につけ、腰を下ろして脚を開きます。片ひざずつ順に曲げて足裏を合わせましょう。

2 吸う→吐く

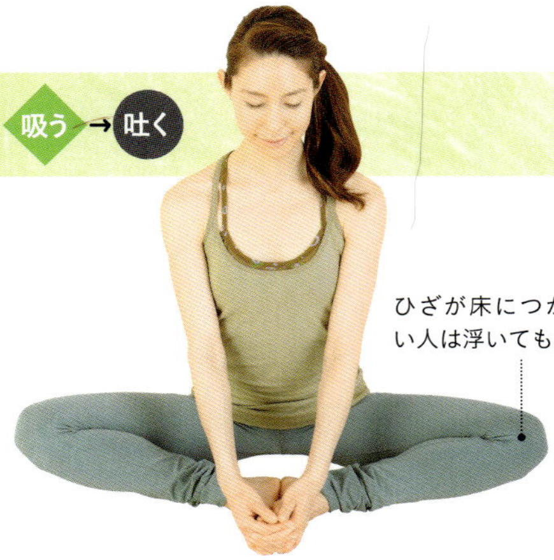

ひざが床につかない人は浮いてもOK

つま先を持ち背すじを伸ばす

組んだ手でつま先をつかみ、背すじを伸ばします。目を閉じて、ひと呼吸しましょう。

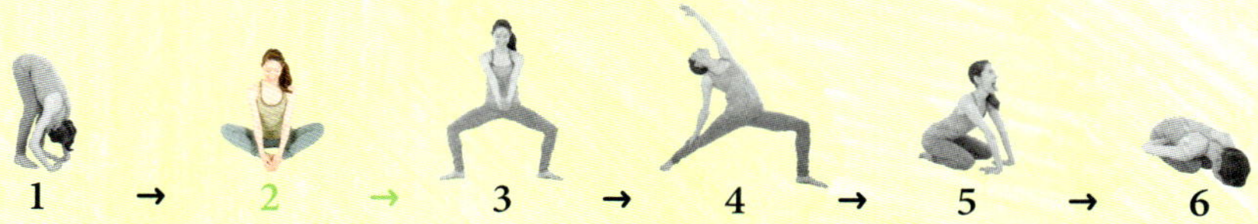

NG

浅い呼吸だと気もちよさが半減

首や肩に力が入っていると、吐くときにのどからの浅い息しか出ません。腰と背中が丸くなるのも NG。

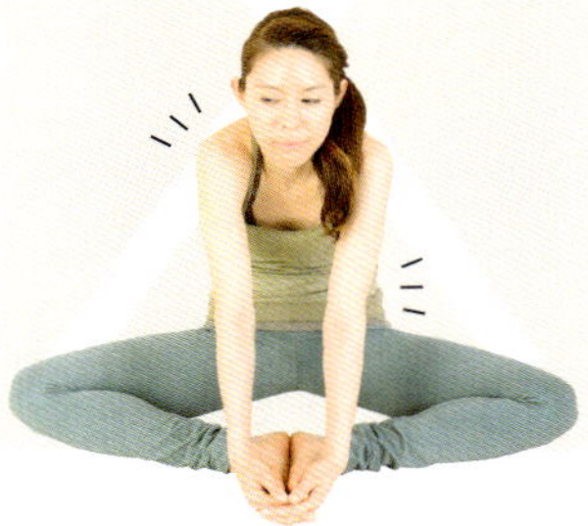

EASY

つま先の代わりにタオルを持つとラク

つま先を持つのがつらい人は、タオルを足首にかけるとラク。お尻が浮いてしまう人は、タオルをはさんで。

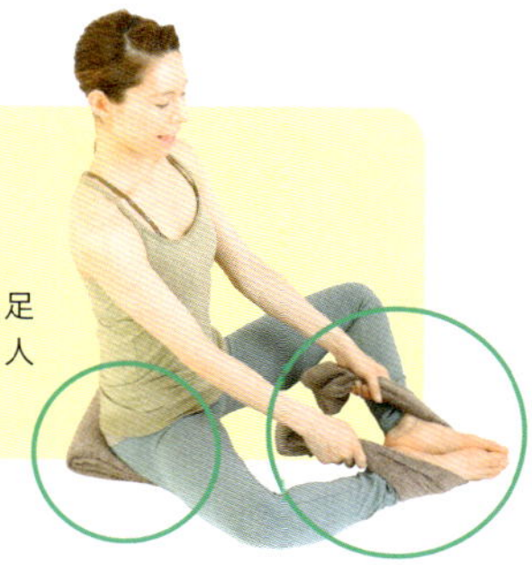

ココを意識！

股関節がほぐれて骨盤まわりがスッキリ

ひざを上下させることで、内ももからひざにかけて斜めに走る縫工《ほうこう》筋《きん》が刺激されます。硬くなりやすい股関節がほぐれ、骨盤まわりの血行が改善。呼吸するごとに、スッキリしていく感覚を味わいましょう。

FINISH

3

[自然に呼吸]→ 吸う ⇄ 吐く [5回リピート]

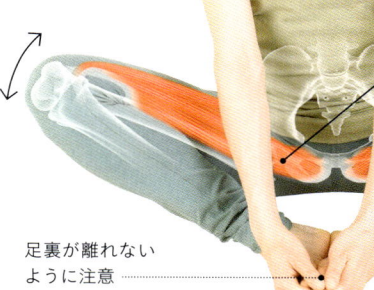

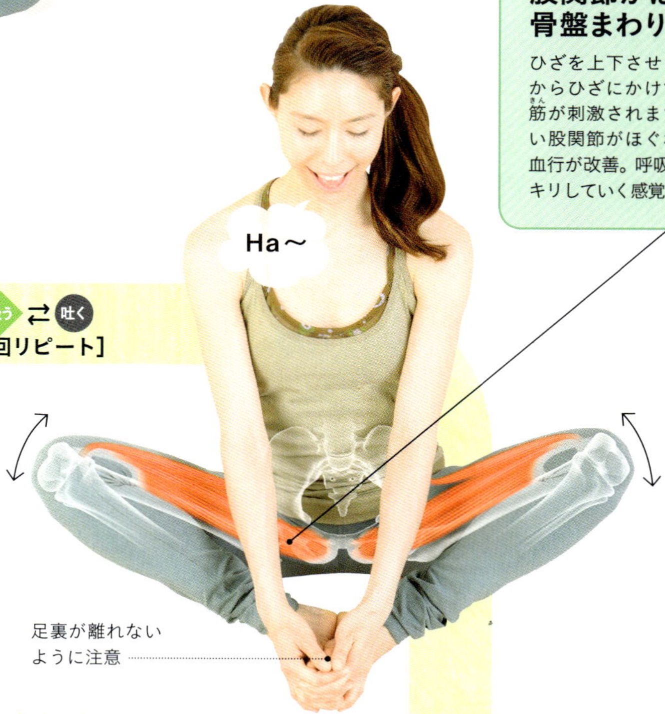

足裏が離れないように注意

ひざをパタパタとさせ息を吐く

ひざを上下に動かします。はじめは小さく、徐々に大きく動かしながら、鼻から大きく息を吸い、口を大きく開けて「ハァ～」と音を立てて吐きます。スッキリするまでくり返しましょう。

つなぎのポーズ

脚を前に伸ばし、内側に回してひと休み。開脚後の脚のバランスを整えましょう。

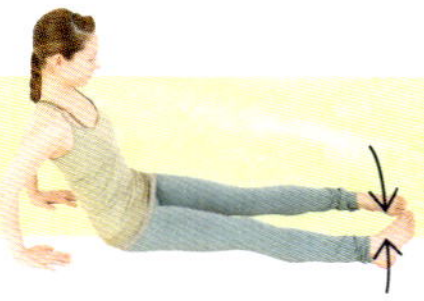

薪《まき》割りのポーズへ

3. ネガティブな感情をたたき割る

DVD 薪《まき》割りのポーズ

Relax point

こんな人がこう変わる！

イヤなことや苦手な人に影響されて生じたマイナス感情をたたき割り、気もちをスッキリさせる。理想と現実のギャップを感じてイライラが募《つの》るときにも。

[そのほかの効果] 足腰の強化／全身を温める／体力をつける／肩・背中のコリ解消

IMAGE

思いきり薪をたたき割るように

斧《おの》をふり下ろして薪を割るように、ストレスの源を勢いよくたたき割り、かけらが四方に散っていくイメージで行って。

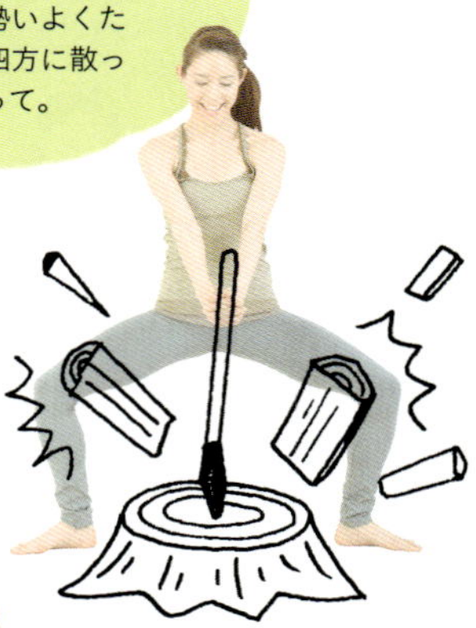

腕の動きと発声を力強く行って

ストレス解消効果が大きく、明るく楽しい気もちをもたらすポーズです。腕を大きくふり下ろす動きと、「ハッ！」という発声のどちらも、力強く行うのがポイント。スクワットの姿勢で足元を安定させましょう。

1 [自然に呼吸]

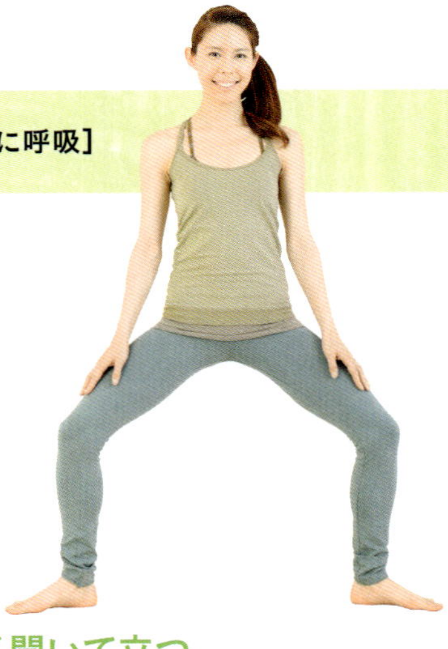

脚を大きく開いて立つ

脚を大きく開いて立ち、つま先をやや外側に向けます。ゆっくりお尻を沈めましょう。

2 吸う

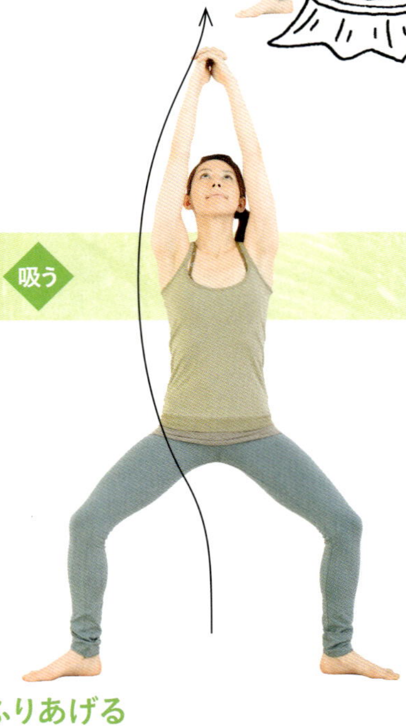

腕をふりあげる

股の前で手を組み、息を吸いながら大きくふりあげます。

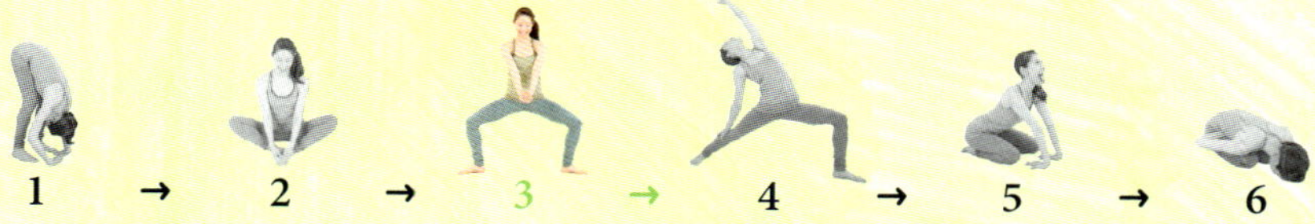

NG

下半身の力が抜けると声が細くなり効果減

下半身に力が入らず、足元が不安定だと、ふり下ろした腕につられて体がグラついてしまいます。声にも力が入らないのでNG。

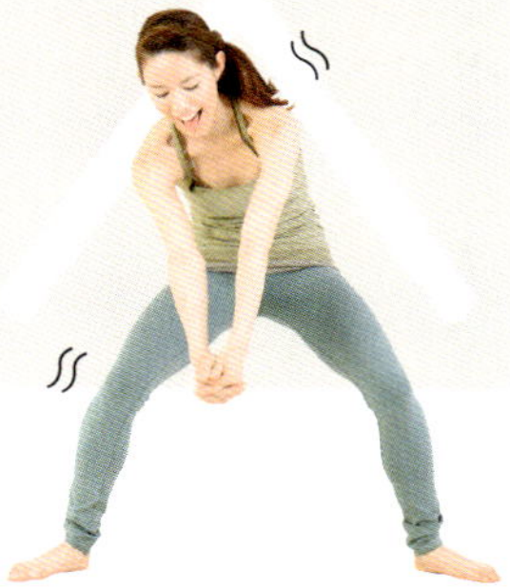

EASY

椅子に座って行うとラク

下半身を安定させるのが難しい人は、開脚し椅子にお尻をのせて行いましょう。

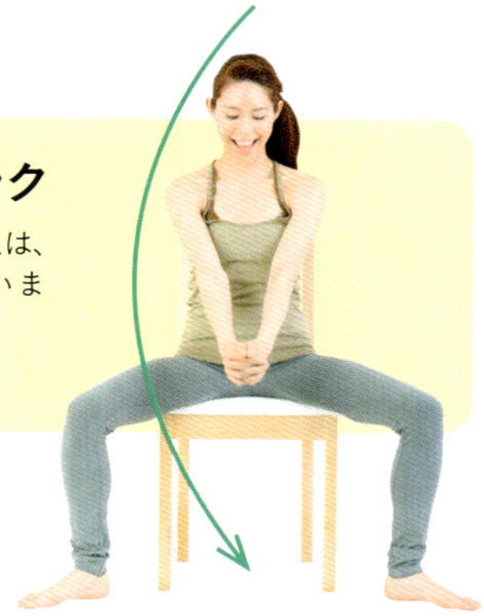

FINISH

3

吐く → 吸う ⇄ 吐く
[5回リピート]

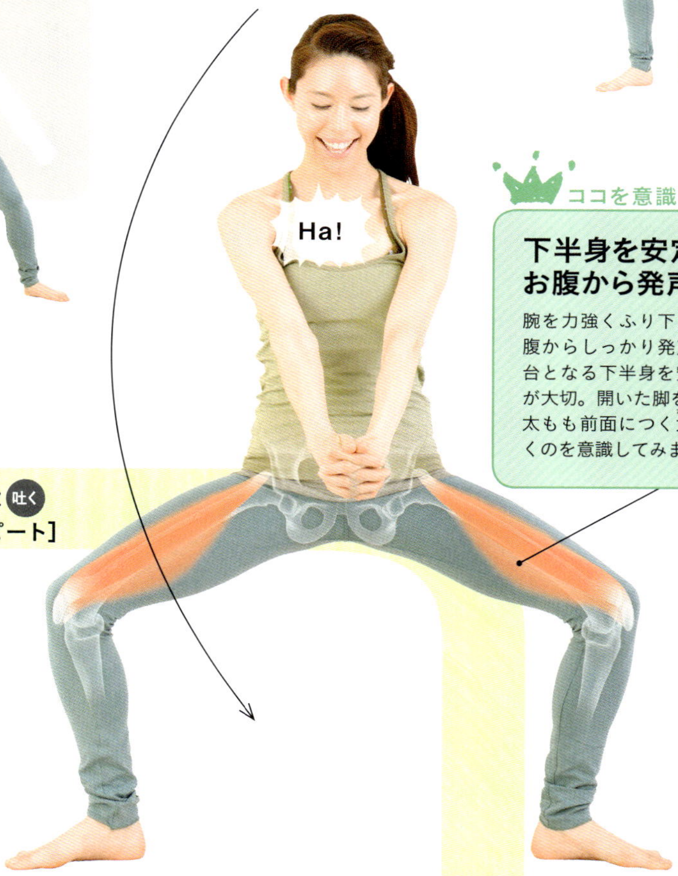

ココを意識！

下半身を安定させてお腹から発声

腕を力強くふり下ろしながら、お腹からしっかり発声するには、土台となる下半身を安定させることが大切。開いた脚を支えるために、太もも前面につく大腿四頭筋《だいたいしとうきん》が働くのを意識してみましょう。

声を出して腕をふり下ろす

「ハッ！」とお腹の底から野太い声を出しながら、あげた腕を勢いよくふり下ろします。気分がスッキリするまで、**2** ⇔ **3** をくり返しましょう。

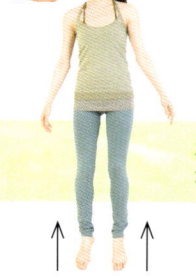

つなぎのポーズ

軽くジャンプして体を揺らし、手脚の緊張をゆるめましょう。

平和な勇者のポーズへ

4 誇り高い自分を取り戻す

DVD 平和な勇者のポーズ

Relax point

こんな人がこう変わる！

頭がボーッとしているときに、気もちをリフレッシュさせ、イキイキとした意欲や冷静な思考、記憶力を高める。誇り高い気もちをよみがえらせる効果も。

[そのほかの効果]呼吸が深まる／足腰の安定と強化／骨盤まわりの血行アップ

IMAGE

ギリシャ神話の勇者のように誇り高く

ギリシャ神話に登場する勇者のように、勇敢で誇り高いイメージで。下半身はどっしりと、上半身は美しい曲線になるよう伸ばしましょう。

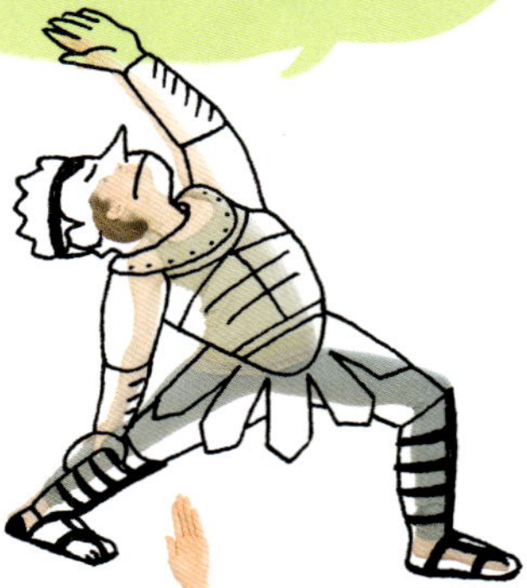

胸を気もちよく伸ばして心身をリフレッシュ

上半身で美しく曲線を描くように反らし、胸を開くポーズ。腰から胸、のどを気もちよく伸ばし、呼吸を深めましょう。開脚した足元を安定させるのも、上半身を上手に反らすポイントです。

1 吸う

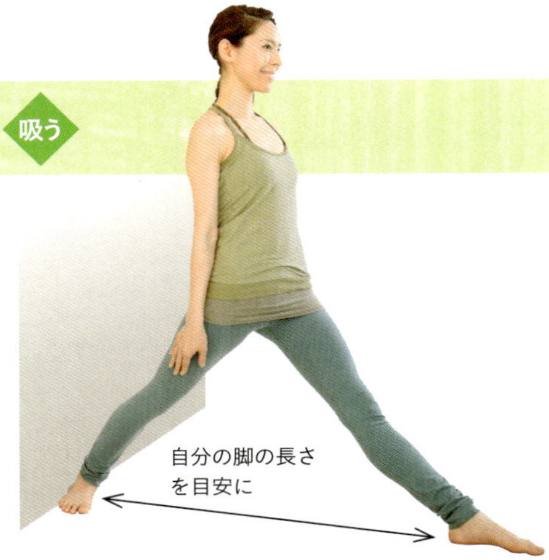

脚を前後に開く

右のかかとを壁につけて、つま先を少し外側に向けます。息を吸いながら左脚を大きく前に踏み出します。

2 吐く→吸う

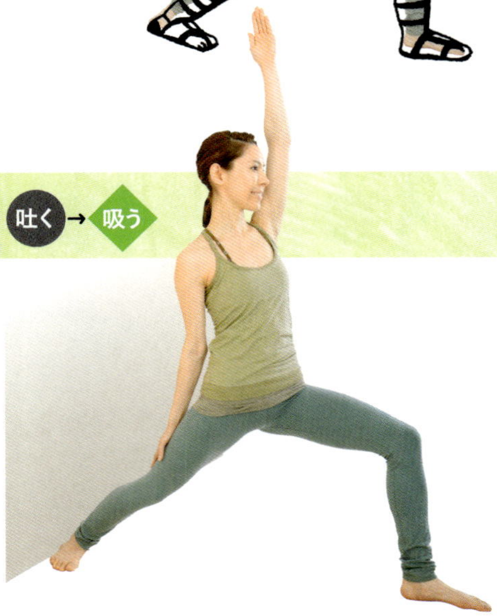

腰を沈めて片手をあげる

息を吐きながら腰を沈め、左ひざを曲げます。右手を後ろの太ももの上にのせ、息を吸いながら、左手をまっすぐ上に伸ばします。

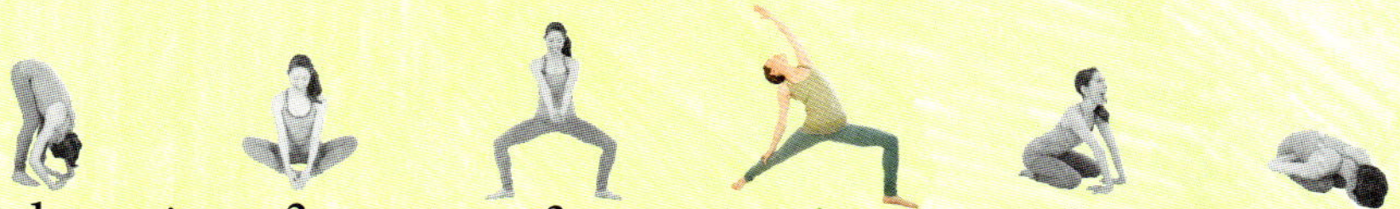

1 → 2 → 3 → 4 → 5 → 6

FINISH 3

吸う ⇄ 吐く
[5回リピート]

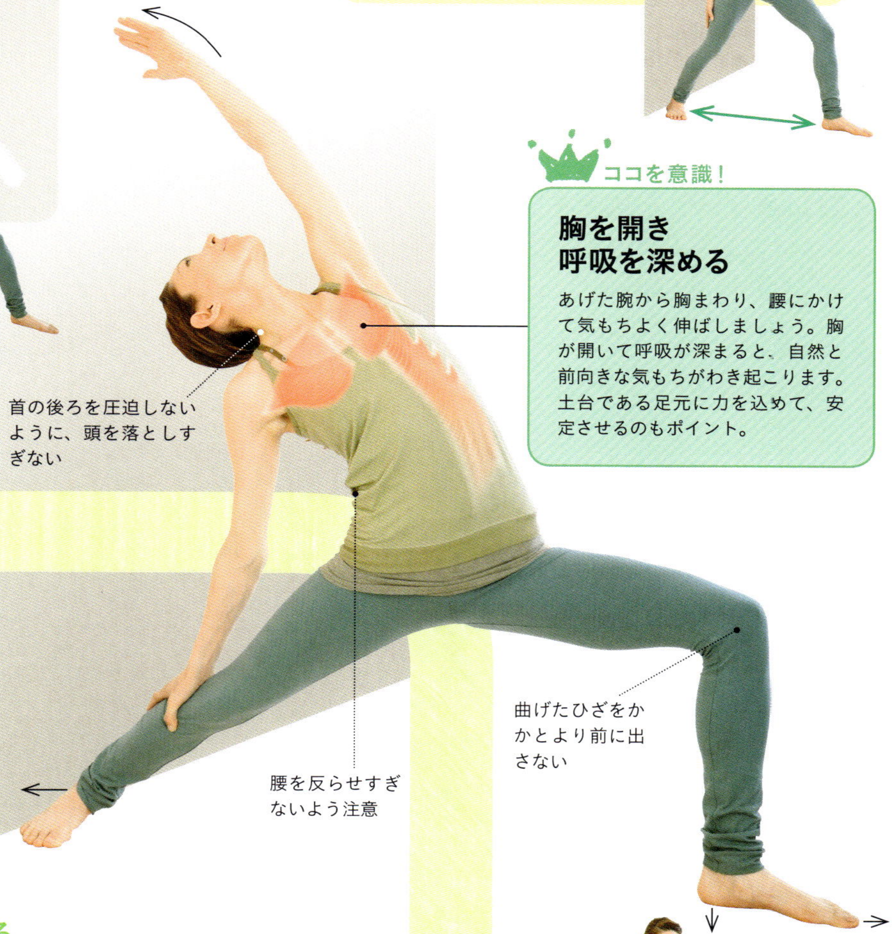

首の後ろを圧迫しないように、頭を落としすぎない
腰を反らせすぎないよう注意
曲げたひざをかかとより前に出さない

腕と上半身を反らせる

右手を後ろ脚に沿ってすべらせ、左手を壁に向かって伸ばしながら、胸、のど、顔を天井に向けていきます。その姿勢で呼吸をくり返しましょう。

反対側も同様に

ココを意識！

胸を開き呼吸を深める

あげた腕から胸まわり、腰にかけて気もちよく伸ばしましょう。胸が開いて呼吸が深まると、自然と前向きな気もちがわき起こります。土台である足元に力を込めて、安定させるのもポイント。

NG

腰が回ると上半身が伸びない

腰が内側に回転すると、胸まわりが伸びません。脚の力が抜けたり、腰を反らせすぎたりするのも、気もちよく伸ばせずNG。

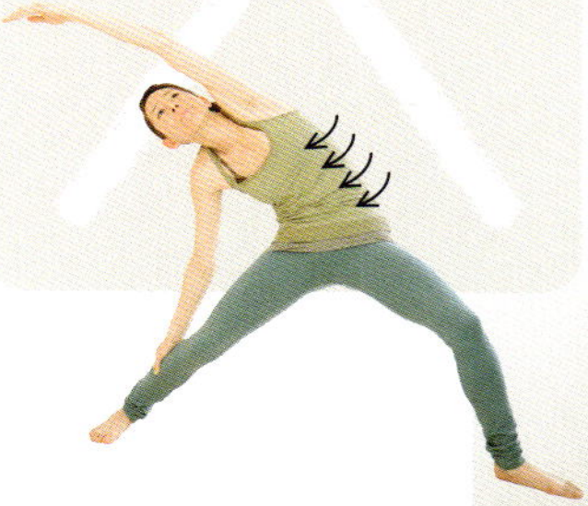

EASY

片手をあげるだけでもOK

胸を反らさず、片手をあげて目線を上に向けるだけでもOK。脚幅をせまくしてもラク。

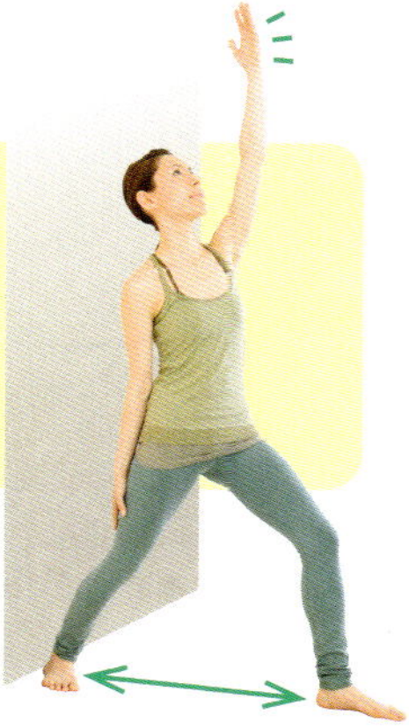

つなぎのポーズ

正座で数呼吸。伸ばした部分を休め、次のポーズに備えましょう。

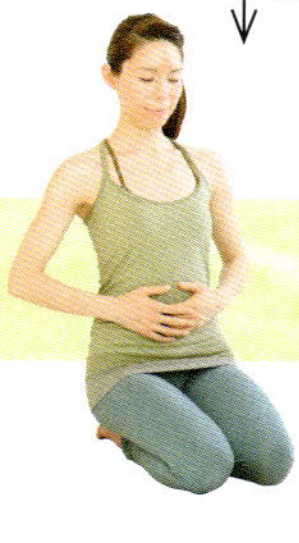

吠《ほ》えるライオンのポーズへ

5. 重苦しい感情を手放す

DVD 吠《ほ》えるライオンのポーズ

Relax point

こんな人がこう変わる！

苦痛やショックで息が詰まるような感じのときに、心の底にへばりついたネガティブな感情を手放し、イキイキとしたエネルギーをよみがえらせる。

［そのほかの効果］直感力アップ／顔の表情筋をほぐす／手首の疲労解消

IMAGE

ライオンがうなり声をあげているように

百獣の王であるライオンが、うなり声をあげながら敵を威嚇《いかく》して追い払うイメージ。自分の内なる力強さを表に出しましょう。

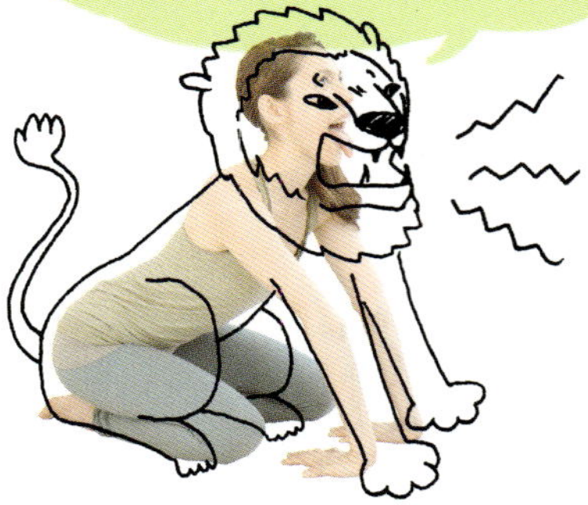

恥ずかしさを捨てて思いきり行うとスッキリ！

うなり声とともに舌を突き出すという、ふだんあまりしない行為に恥ずかしさを覚える人もいるかもしれませんが、このポーズでは照れを捨てることが肝心。思いきり行うほど気もちがスッキリ晴れやかになります。

1 ［自然に呼吸］

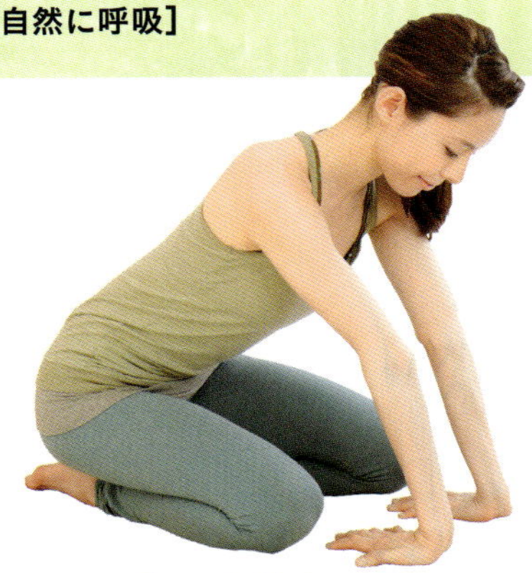

ひざを離して座り手首を返す

正座の姿勢でつま先を合わせ、ひざどうしを大きく離します。手は指先を自分に向け、ひざのあいだに置きましょう。

2 ［自然に呼吸］→ 吸う

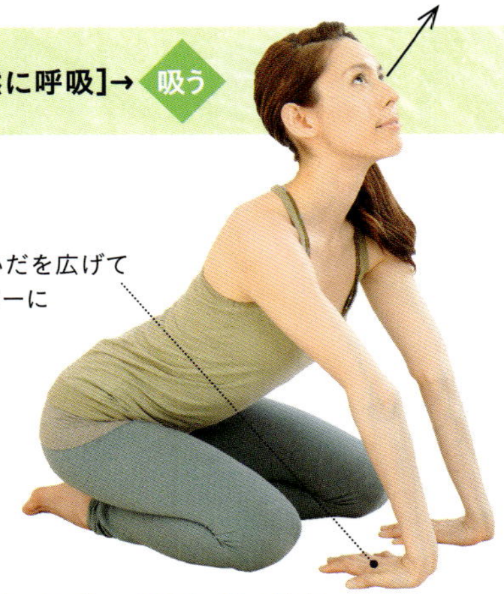

背中を反らせ舌の裏を伸ばす

大きく広げた手のひらに体重をかけながら、背中を反らせて上を見ます。舌先を口の天井につけ、舌の裏側をストレッチします。この姿勢で大きく息を吸いましょう。

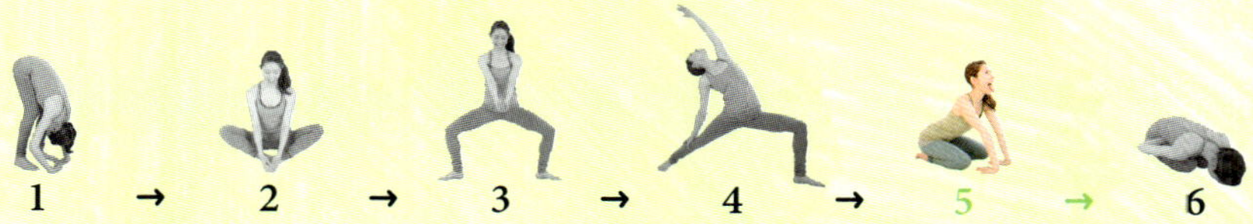

NG

弱々しい声だと効果半減！

恥ずかしがって、思いきり声が出せていないと、ストレス解消効果が半減。首だけ前に出すのも負担がかかりNGです。

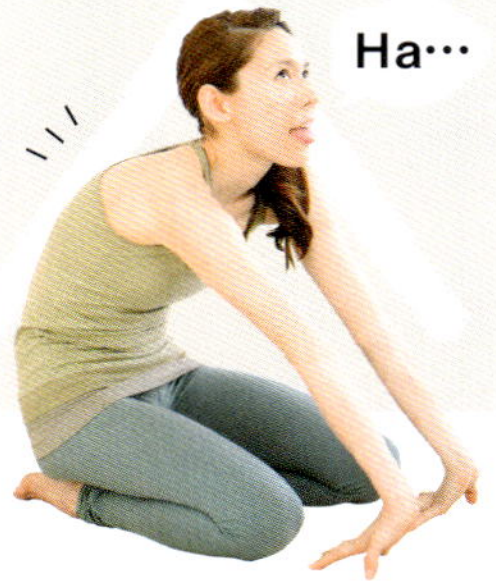

EASY

手を体から離すとラク

手を体から遠ざけるほど、背中の傾斜がなだらかになりラク。お尻が浮く人は、かかととお尻のあいだにタオルをはさんで。

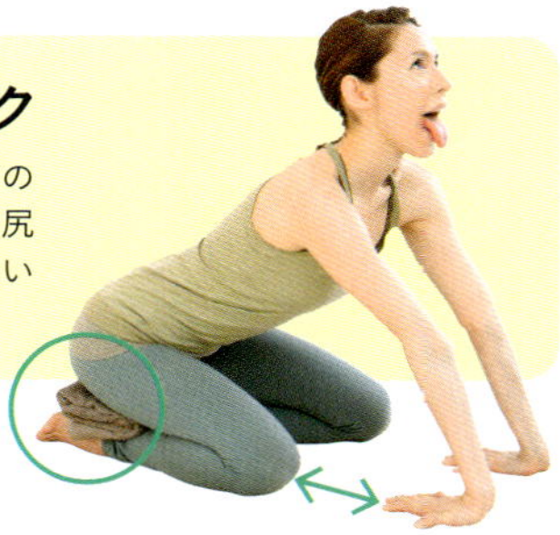

FINISH

3

吐く → 吸う ⇄ 吐く
[5回リピート]

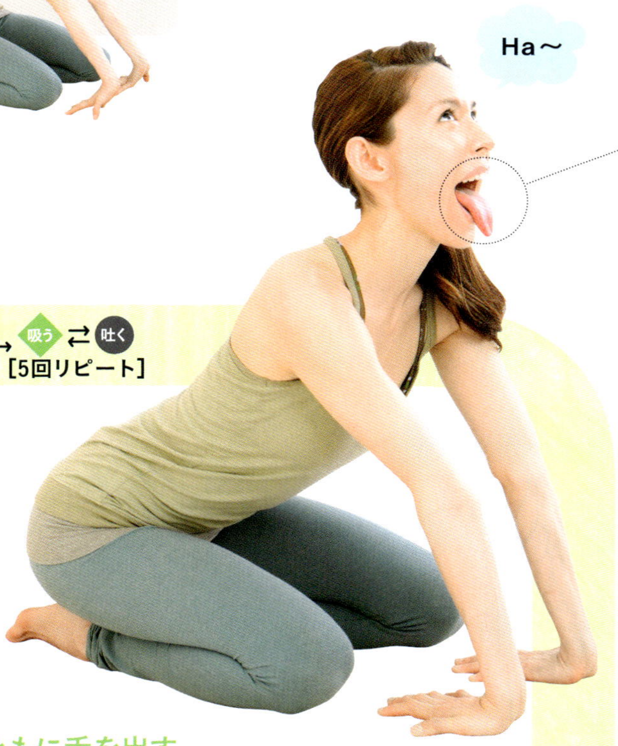

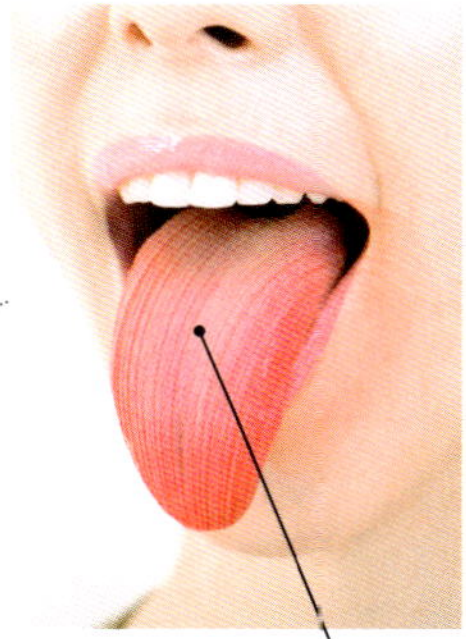

ココを意識！

舌全体で思いきり「あっかんべえ」を

舌の筋肉全体を使い、これ以上は出せないというくらい思いきり前に出しましょう。お腹の底から出すうなり声とともに突き出すことでストレスも排出され、スッキリする感じを味わえます。

うなり声とともに舌を出す

お腹の底から「ハーッ」といううなり声を出して舌を出します。目線は眉のあいだに向けましょう。舌を出したまま、口から息を吸い、うなり声を出しながら吐く呼吸をくり返して。

つなぎのポーズ

一度つばを飲んでのどをうるおしてから、上半身を前屈し腕を後ろに回して休憩。

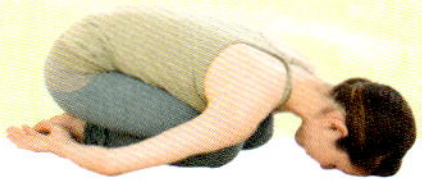

ヨガムードラへ

6. 波立つ気もちを鎮《しず》める

DVD ヨガムードラ

Relax point

こんな人がこう変わる！
いろいろなことにとらわれ、心がざわつくときに。不安や緊張でいっぱいの心の波を鎮め、平静な精神状態を取り戻すために役立つポーズ。

［そのほかの効果］自律神経のバランスアップ／消化器官の活性化／便秘緩和

IMAGE
ハートの焼き印を押しつけるように
ハートの焼き印を腹部にグッと押し込むイメージで、心の平穏を取り戻すのに必要なパワーを体に送るような気もちで行って。

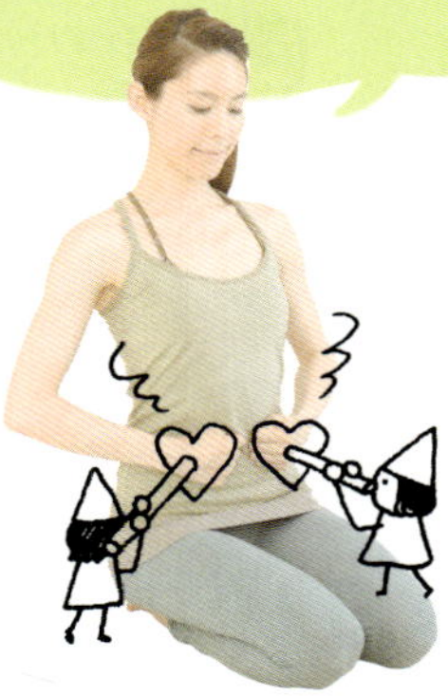

腹部を押し込み
心を落ち着かせる

ムードラとはサンスクリット語で「印」の意味。ヨガで得た気づきや学びを、自分に刻み込むというのがこのポーズ本来の目的です。精神的な不安をやわらげ、心を「いまここ」につなぎとめる効果も期待できます。

1 吸う → 吐く

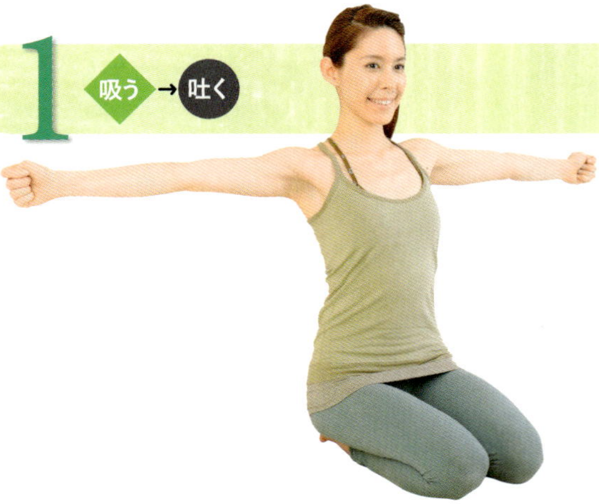

両腕を広げて手をこぶしにする

正座の姿勢で、両腕を肩の高さにあげます。手を大きくパーの形に広げ、息を吸って吐きながら親指から順に折りたたんでこぶしにします。

2 吸う

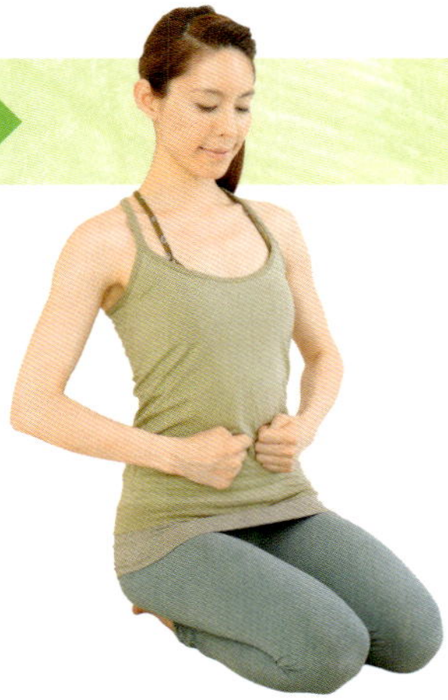

お腹にこぶしをあてる

おへそをはさむようにこぶしをお腹にあて、息を吸って背すじを伸ばします。

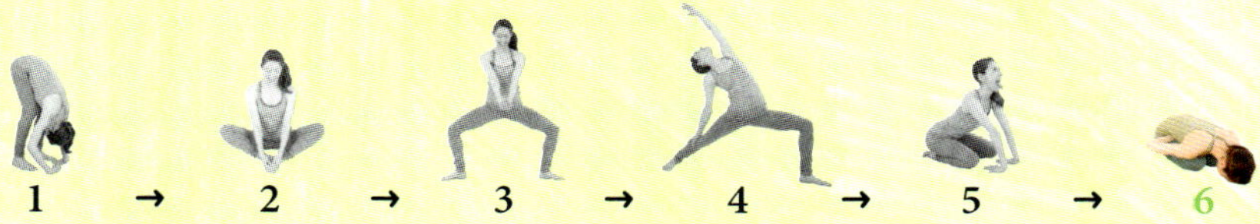

NG

肩に力が入るとリラックスしにくい

肩があがり、上半身に力が入ったまま前屈すると、呼吸が深まらずリラックスできません。

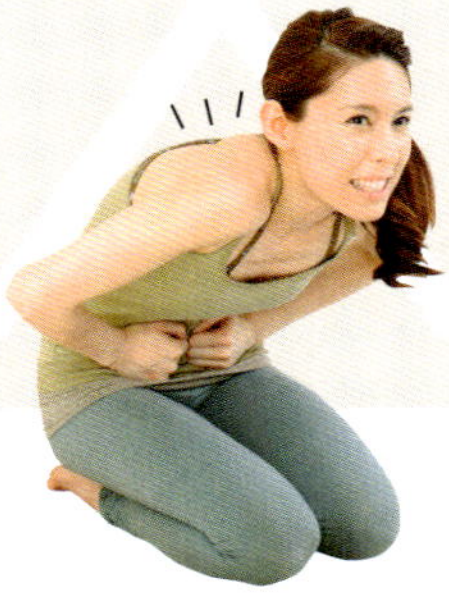

EASY

浅く前屈するとラク

深く前屈するのがつらい人は、おでこを床につけず、浅く曲げるだけでOK。

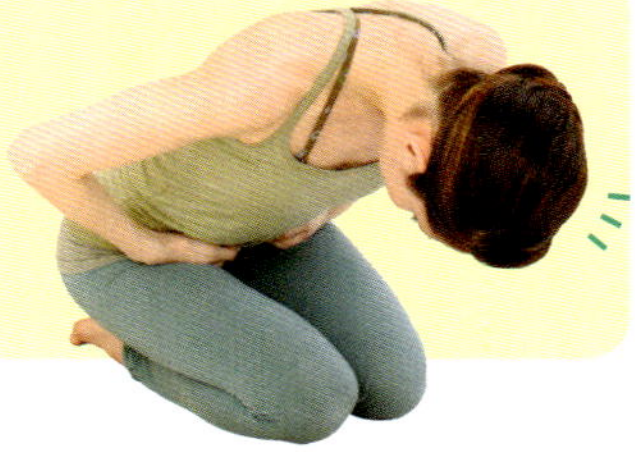

ココを意識！

太陽神経叢に意識を向けて

こぶしで押さえながら前屈することで、おへそまわりが刺激されます。とくに腹部上部にある太陽神経叢《そう》は自律神経が集まり、エネルギーが結集するといわれる重要な部位。深い呼吸とともに意識を向けましょう。

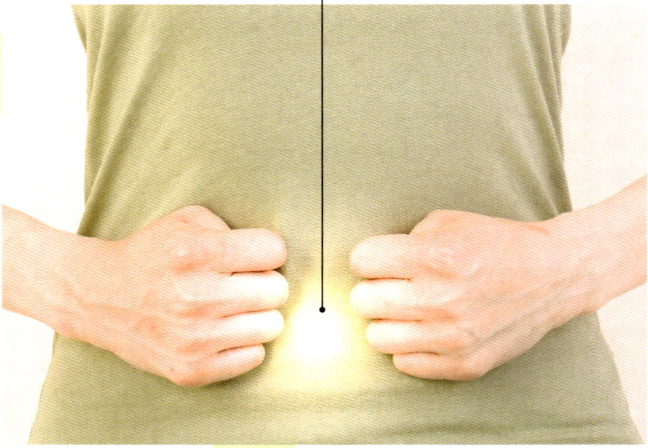

FINISH

3

吐く → 吸う ⇄ 吐く ［5回リピート］

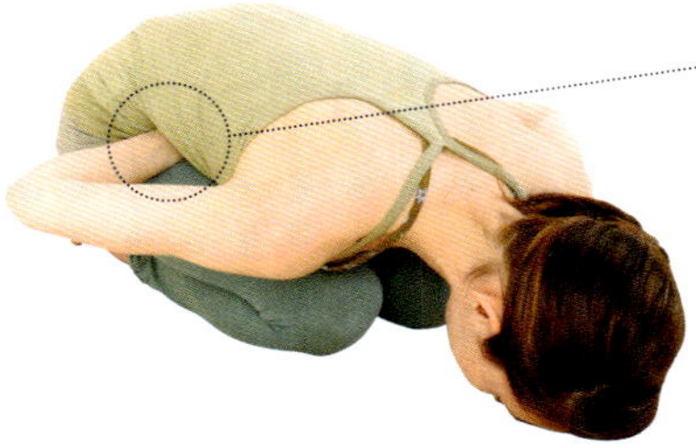

前屈してこぶしに体重をのせる

息を吐きながら前屈します。おでこが床についたら、こぶしに体重をかけて、数呼吸くり返しましょう。

クールダウン

仰向けになり、手脚を伸ばしてひと休み。呼吸をしながら、余韻を味わいましょう。

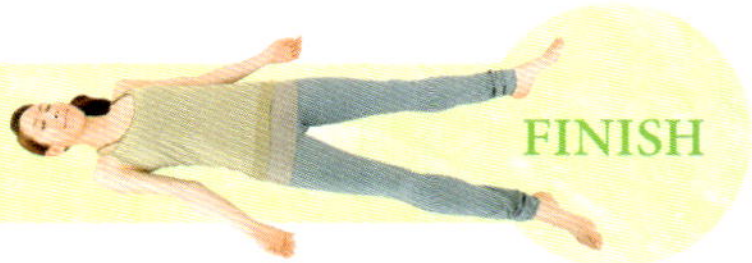

RELAX YOGA COLUMN 2

イライラしがちな心をゆるめるには

強い完璧主義志向の人や、規律に厳しく白黒はっきりつけることが大切という価値観で育ってきた人ほど、自分や他人のよくない面が気になりイライラしがちです。

成長段階で身につけた価値観は、無意識に「ものごとはこのような形でなければならない」という思い込みとなってしまいます。個々に設定している「幸福のストライクゾーン」は「個性」ということもできますが、そのゾーンが限定的でせまいほど、アウトになる球も多く出てくるのです。

すべての命を育む地球を、マザーアース（母なる地球）と呼ぶことがあります。地球で起こる森羅万象を観察すると、あらゆることを受け入れるおおらかさ、ストライクゾーンの広さに驚きます。すべての生き物を照らす太陽の分けへだてのなさ、流れるものすべてを受けとめ浄化する海の雄大さを真《ま》似《ね》てみましょう。

早めにイライラを汲《く》みあげ、解き放つことは、健康管理の面からも大切です。抑圧された負の感情は、こわばった表情、呼吸の浅さや力んだ肩、消化の弱さなどに表れます。

未処理のイライラがたまった状態は、まるで、パソコン上のデスクトップが手つかずの案件でゴチャゴチャになっている状況。必要なファイルを探すのに手間どると、イライラしてしまいますよね。

ヨガの練習を通じて無心になることは、そんなイライラを流し去るためにもおすすめです。呼吸によって“手放す”練習を行うことで、ものごとを衝動的に受け取らない心の余裕が生まれます。

毎朝歯みがきをするように、できれば朝起きてすぐにヨガの練習を習慣にしましょう。短時間でもいいので、毎日続けて行うことが効果を高めます。穏やかで幸せな一日を送るために、きっと大きな助けとなるはずです。

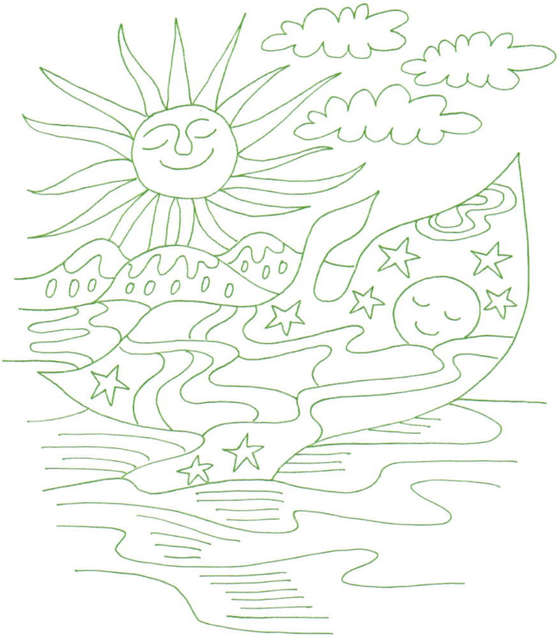

Program 2

自分を大切にする稳やかな心を育むプログラム

心に安らぎを与えるポーズを集めたプログラムです。
がんばっている自分に「おつかれさま」と、いたわりの気もちを届けましょう。

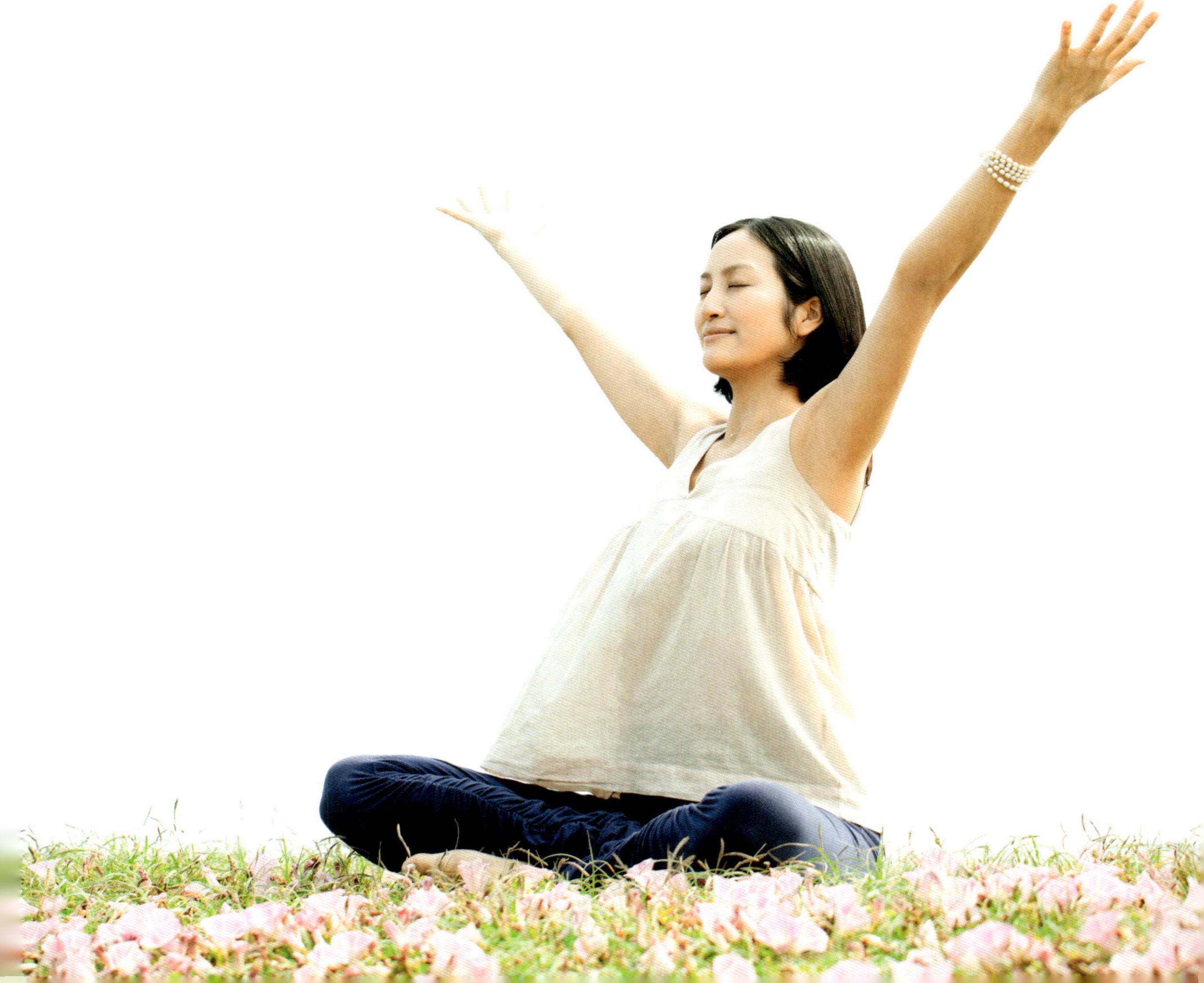

このプログラムのねらい

全身をくまなくほぐすポーズで 傷ついた心を癒やし、愛する

じっくりとホールドしながら
全身を穏やかにほぐすポーズを集めた
癒やし効果の高いプログラムです。
ラクに行えるので疲れきった日におすすめ。
ボロボロになった自分をいたわるように
やさしい気もちで行いましょう。

START

1 ヒップサークル

お尻を回して
すみずみまで
意識を向ける

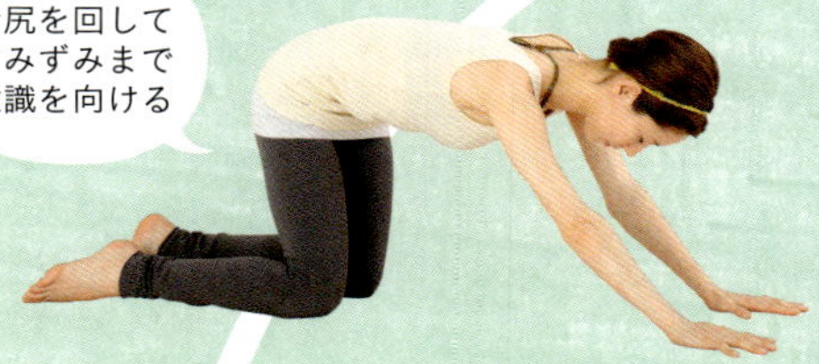

2 うさぎと蛇のポーズ

体を伸展させて
こわばりを解く

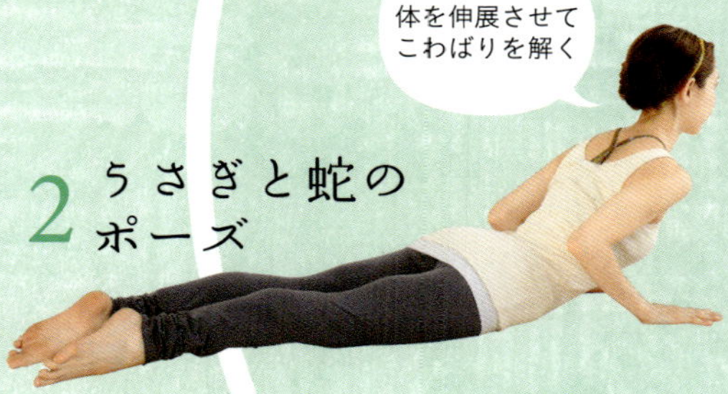

3 仰向けの英雄のポーズ

太もも前面を
伸ばして
柔軟さを復活

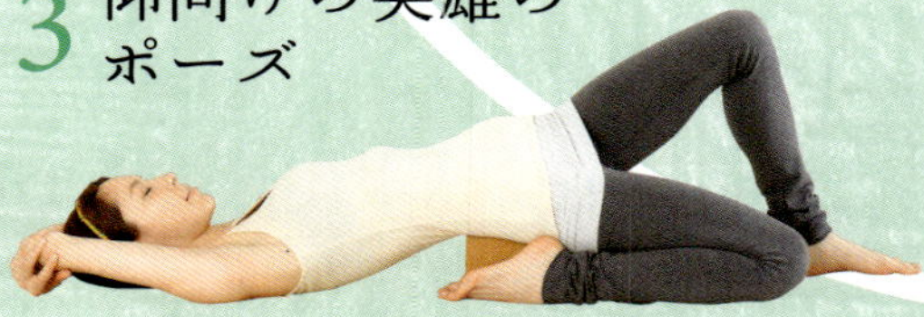

香先生のハートフルメッセージ

ヨガをする際は、いまこの瞬間を気もちよく味わうことを優先してみましょう。好きなところも、あまり好きでない部分もひっくるめて、自分の体は世界に一つしかないかけがえのないものです。そんな自分をいたわるように体の声に耳を澄ませ、ポーズがもたらす味わい深い感覚に浸ってください。ストレスで抑圧されがちな呼吸を解き放つことも忘れずに。ゆったりとしたふくよかな呼吸で全身の細胞を清め、うるおしましょう。

Program2を行うと……

- 緊張状態からリラックスモードに切り替わる
- 傷ついた心が癒やされる
- 自分を大切にする気もちが育まれる
- 筋肉の疲れやこわばりがほぐれる
- 体の滞りがほぐれる

準備するもの

ブロック

(P.48～49で使用)

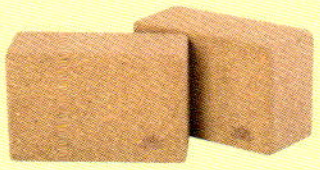

FINISH

音を出して
呼吸し意識を
内に向ける

6 ウジャイ呼吸

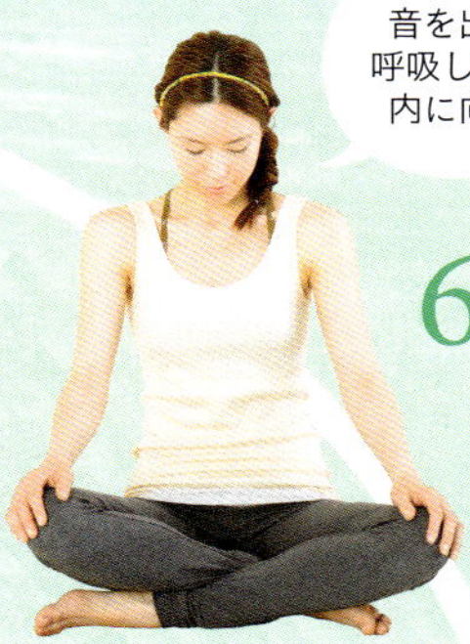

5 自分にありがとうのポーズ

ハートを
抱きしめ
自分に感謝

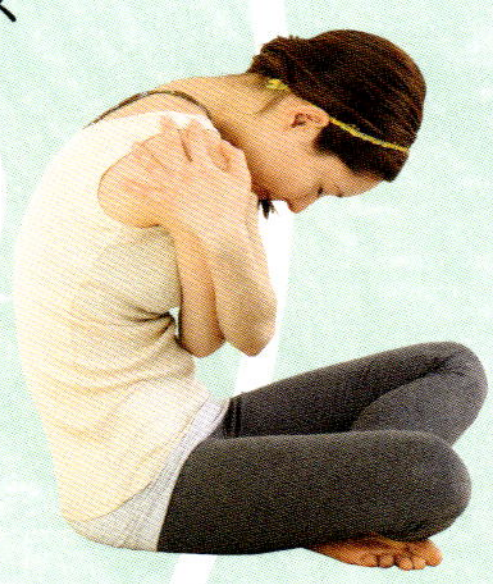

体をねじって
疲れや滞りを
解消

4 仰向けのねじりのポーズ

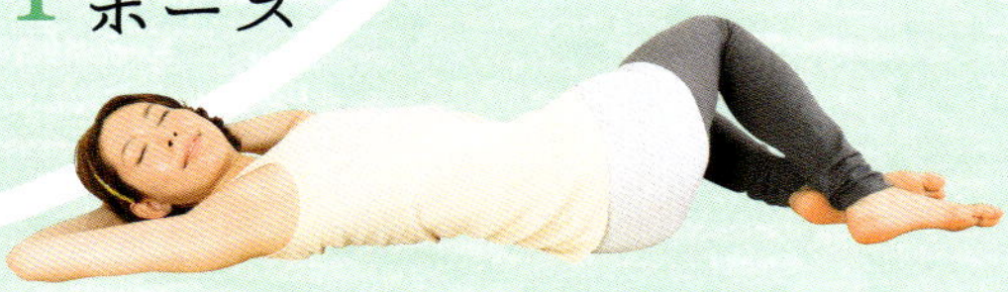

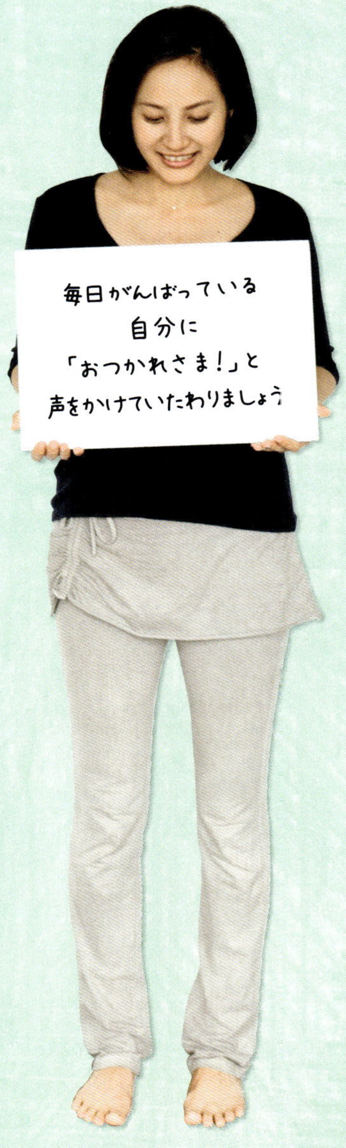
毎日がんばっている
自分に
「おつかれさま!」と
声をかけていたわりましょう

1. 心のすみずみまでゆるませる

DVD ヒップサークル

Relax point

こんな人がこう変わる！

心のすみずみまで意識をめぐらせ、リラックスを深めるポーズ。過剰な頭の働きを鎮《しず》め、精神と肉体を調和させるのに役立つ。

[そのほかの効果] 骨盤まわりの血流アップ／脳脊髄液《のうせきずいえき》の循環アップ／骨盤底筋を整える

IMAGE

海のなかでうずを描くイメージで

海中でゆらゆらと浮遊感を味わいながら、うずを描くように、お尻をゆっくりと回しましょう。

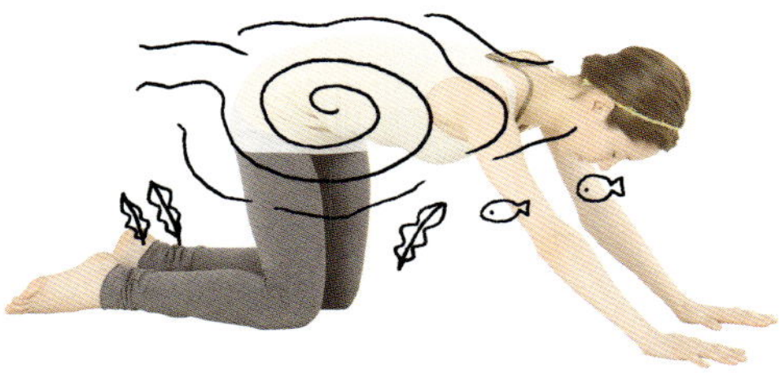

シンプルな動きだからこそ心身の緊張がゆるみやすい

どんなに疲れているときでも行える、穏やかな動きが特徴。単純な動きなので、すみずみまで意識をめぐらせやすいポーズです。全身をていねいに動かし、呼吸とともに心身がゆるむ感覚を味わいましょう。

1 吸う → 吐く

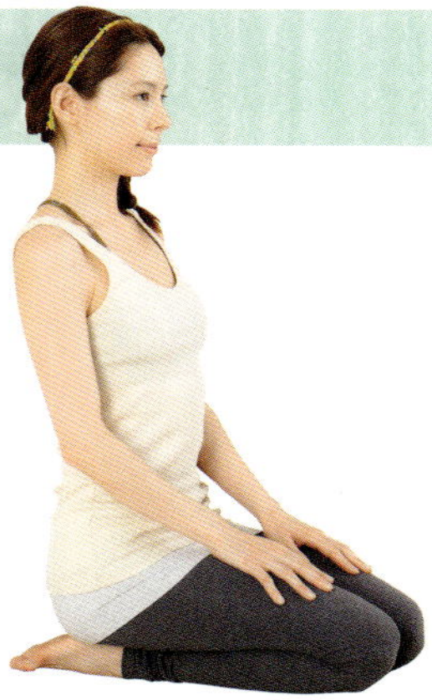

正座になる

正座の体勢で、ひと呼吸します。

2 吸う ⇄ 吐く [3回リピート]

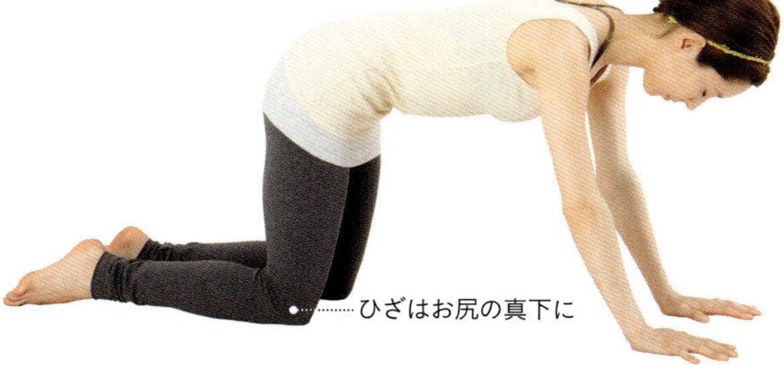

よつんばいになる

手を肩幅より広く開き、肩より少し前の床についてよつんばいの姿勢に。目をつぶり、海の波のようにゆったりと数呼吸しましょう。

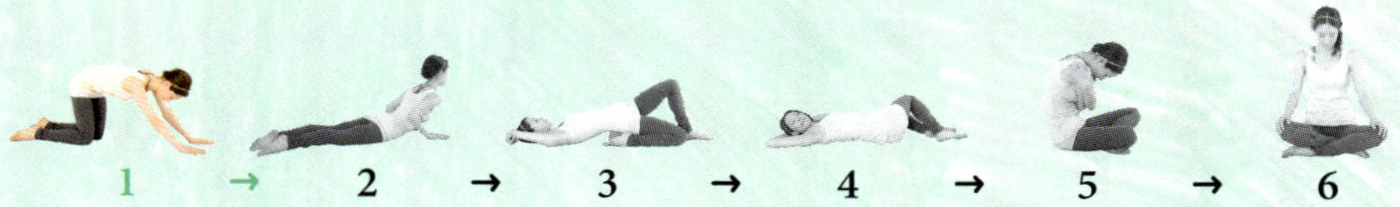

NG

あごがあがると気もちよく行えない

あごがあがり肩に力が入ると、首の後ろに負担がかかります。また、目を見開いて行うと、リラックス効果がダウン。

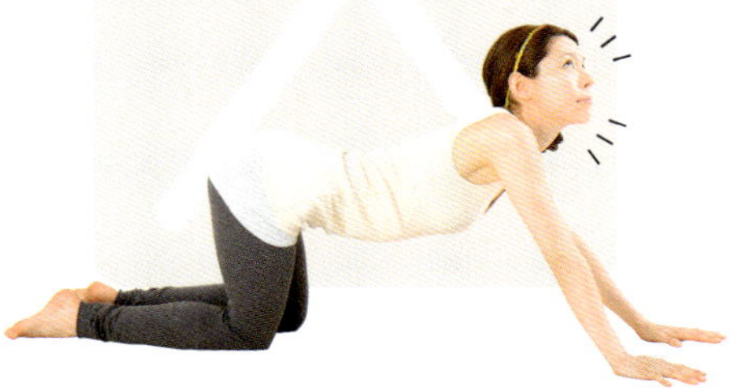

EASY

ひざが痛む人はタオルをはさんで

ひざが痛い人は、ひざの下にたたんだタオルなどを敷いて、負担をやわらげましょう。

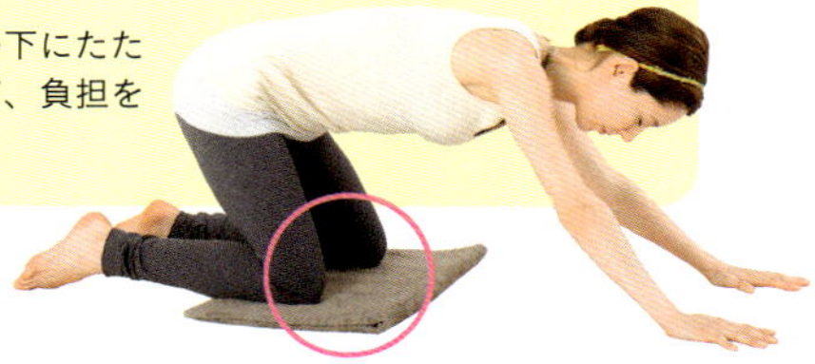

ココを意識！

細部まで意識を届けて

よつんばいの姿勢で体を回すことで、とくに大腿骨《だいたいこつ》と骨盤をつなぐ股関節まわりがほぐれます。日ごろ忘れがちな体の細部にも、意識を届けるような気もちで、全身をていねいに動かしましょう。

FINISH

3

吸う ⇄ 吐く
[5回リピート]

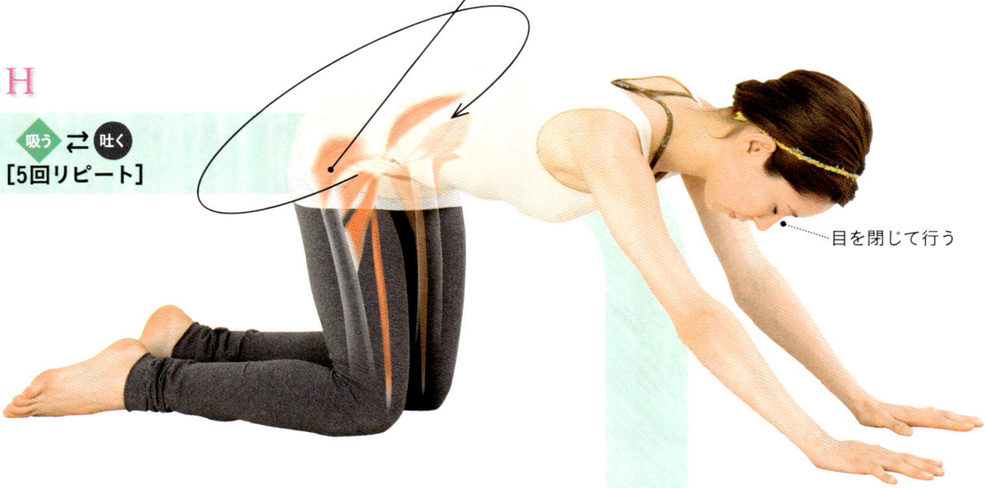

体をゆっくりと回す

目を閉じたまま、お尻でゆっくりと大きな円を描くように、全身を時計回りに回します。回しながら、深くなめらかな呼吸をくり返します。

反対側も同様に

つなぎのポーズ

腰を下ろしておでこを床につけます。両手を背中の後方で組んだ姿勢でひと休み。

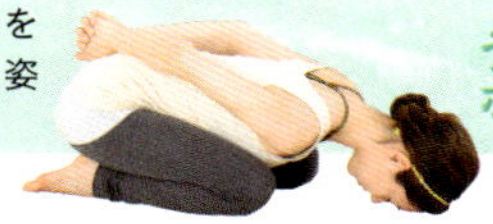

うさぎと蛇のポーズへ

2 つらく悲しい心を癒やす

DVD うさぎと蛇のポーズ

Relax point

こんな人がこう変わる！

なんとなく気分が晴れない日や、ショックな出来事にふさぎ込んでいるときに。悲観的な状態から抜け出し、心配事を乗り越えられる強い心にしてくれる。

[そのほかの効果]骨盤と背骨のゆがみ調整／姿勢改善／腰痛の予防／コア強化

IMAGE

うさぎと蛇にくり返し変身！

ひざ立ちの姿勢のときはうさぎがピンと耳を伸ばすように腕をあげ、腹ばいの姿勢のときは蛇のように背骨全体を長く伸ばすイメージ。

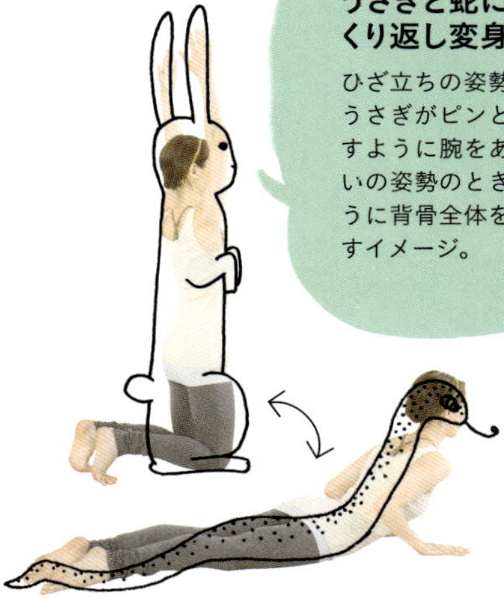

伸縮する動きを交互に行って背中をほぐす

体を縮めて身を引く動きと、前に出す動きを交互に行いながら、背中のこわばりを解いていくポーズです。全身をしなやかに動かしながら、背骨からわき起こるエネルギーをめぐらせましょう。

1 吸う

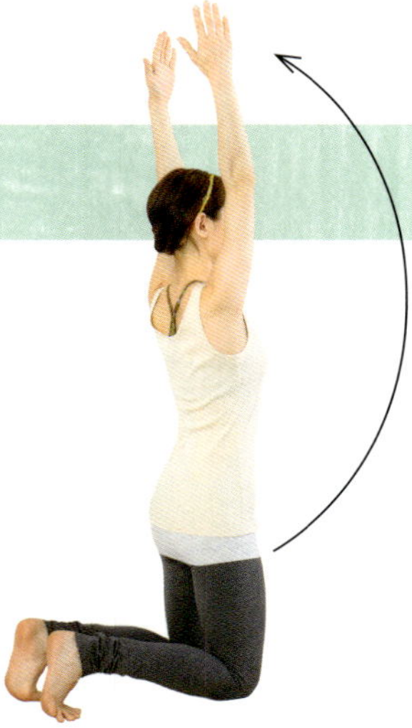

ひざ立ちになり腕をあげる

正座になり、おでこを床につけ腕は前に伸ばします。息を吸いながらひざ立ちになり、腕を大きくふりあげます。

2 吐く

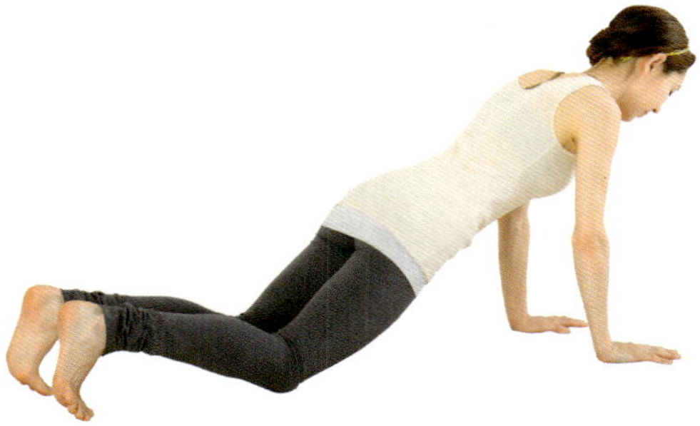

手を肩の下につく

息を吐きながら、肩幅より広く開いた手を肩の真下で床につきます。

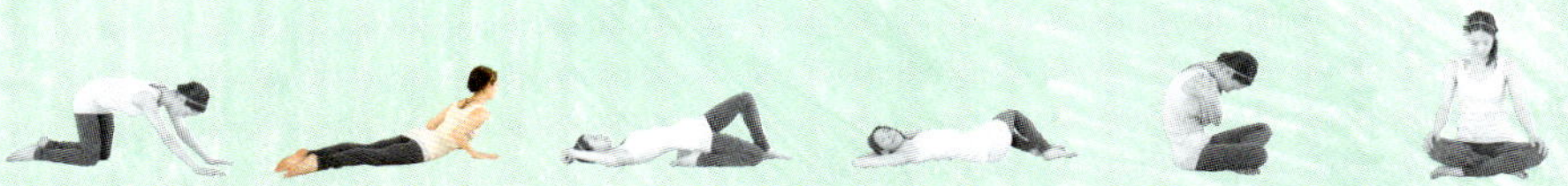
1 → 2 → 3 → 4 → 5 → 6

NG

腕を突っ張ると気もちよく伸びない

ひじを伸ばして腕を突っ張ると背中が気もちよく伸びません。腰を反りすぎるのも、痛める原因になり NG。

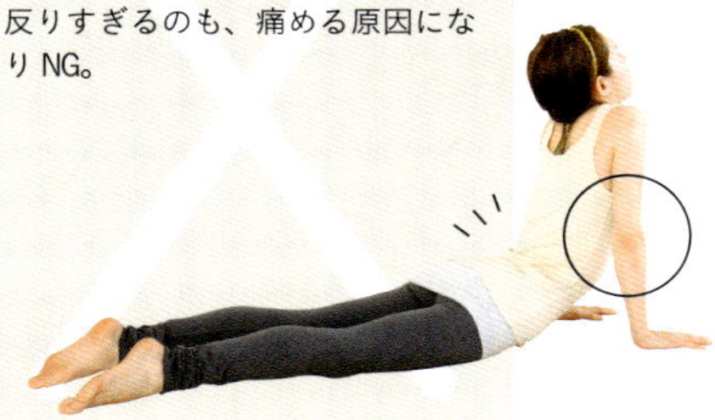

EASY

お腹を浮かせるとラク

お腹を床につけるのがつらい人は、離しても OK。ひじを少し曲げて、腰が反らないように。

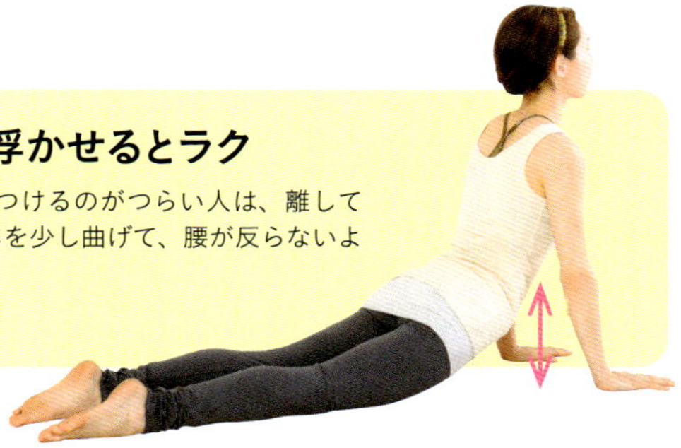

ココを意識！

背すじを伸ばしてリラックス

上半身をしなやかに伸ばす動きで、お尻から背中にかけてが刺激されます。とくに、背骨をとおる中枢神経や、背骨周辺の脊柱《せきちゅう》起《き》立筋《りつきん》が刺激され、背中からほぐれる感覚を味わいましょう。

FINISH

3　吸う → 吐く

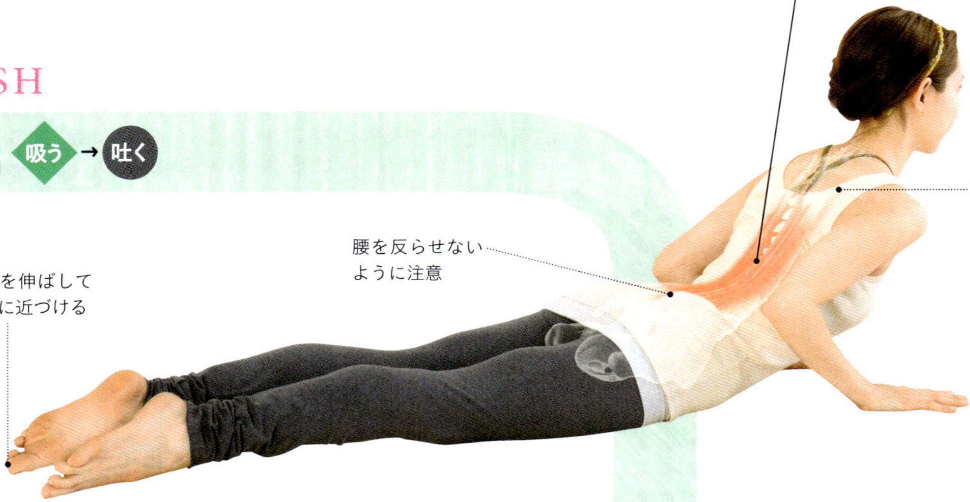
肩甲骨を引き寄せ胸を開く
腰を反らせないように注意
つま先を伸ばして甲を床に近づける

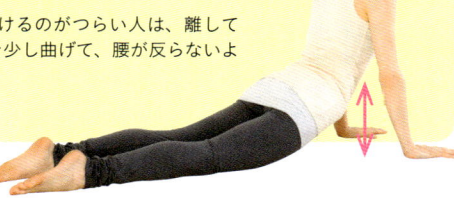

お腹を床につけて頭を前方へ

息を吸いながら上半身を前に出し、お腹を床につけます。ひじは曲げましょう。吐きながら手はそのままで正座になりおでこを床につけます。1 ～ 3 を5回くり返して。

つなぎのポーズ

正座の姿勢に戻り、組んだ手におでこをのせてひと休み。

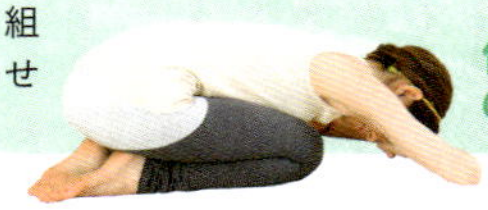

仰向けの英雄のポーズへ

3. 疲れきった心身を復活させる

DVD 仰向けの英雄のポーズ

Relax point

こんな人がこう変わる！

疲れきって無気力なときや、ずっと同じ状態・視点でしかものを考えられないときに。自律神経を調整して心身の働きを向上し、気力を充実させる。

[そのほかの効果] 股関節をほぐす／腰痛の緩和／肩コリ緩和／消化力アップ

IMAGE

太もものバネを伸ばしているイメージ

股関節からひざのあいだにバネが入っていて、こびとがその両端を引っ張り伸ばしているようなイメージで行いましょう。

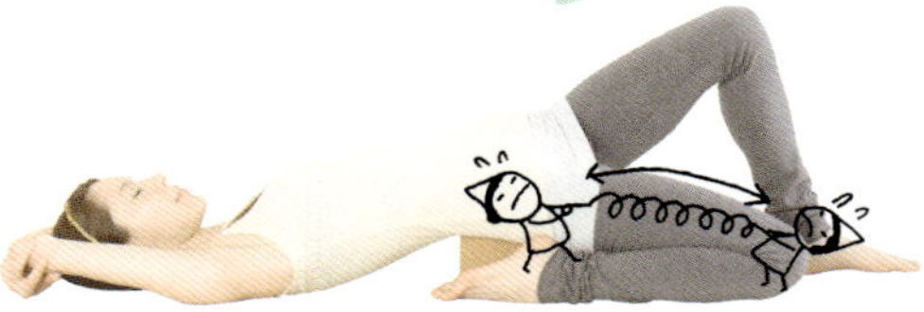

硬くなりやすい股関節まわりをほぐす

長時間の座り姿勢によって硬くなりやすい股関節を伸ばし、柔軟性を取り戻すポーズです。腕や上半身も伸ばすことで、コリの緩和や胃腸を整える効果も。体の働きがよくなると、自然と気力もわいてきます。

1 [自然に呼吸]

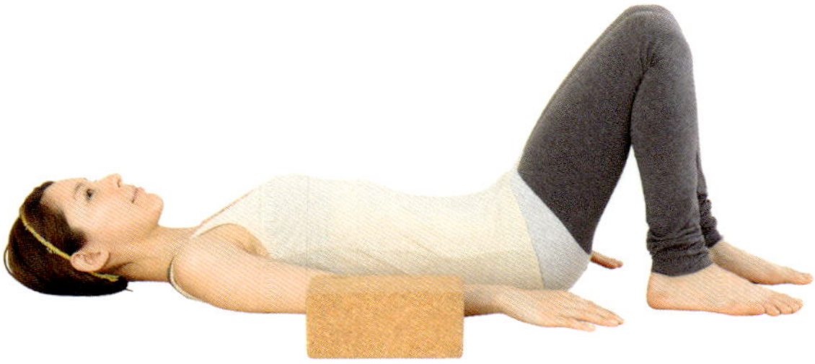

仰向けでひざを立てる

腰のそばにブロックを1個準備しておきましょう。仰向けになって両ひざを立てます。

※ブロックのない人は P.19を参照

2 [自然に呼吸]

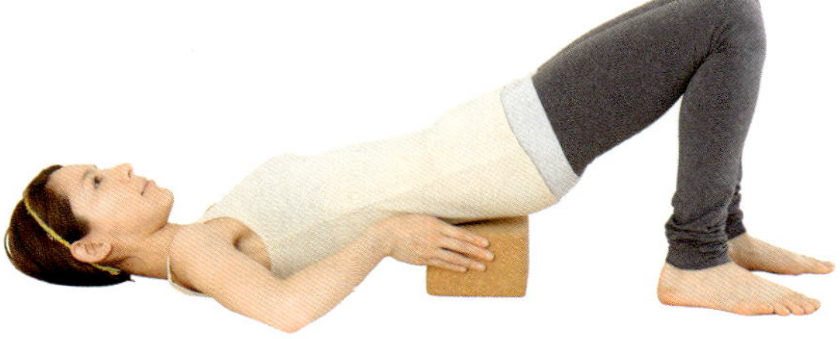

腰をブロックにのせる

腰を浮かせて、ブロックを腰の少し下に骨盤を支えるように差し込みます。

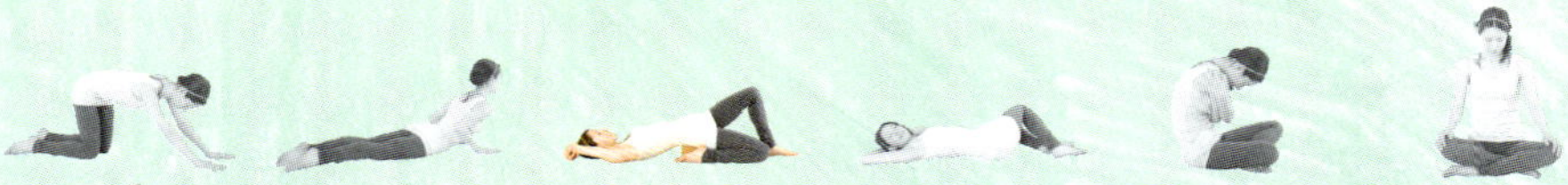
1 → 2 → 3 → 4 → 5 → 6

NG

つま先が外に向くと股関節がほぐれない

つま先が外に向くと、脚が外旋《がいせん》してひざの外側が引っ張られてケガの原因に。腰の反らせすぎもNG。

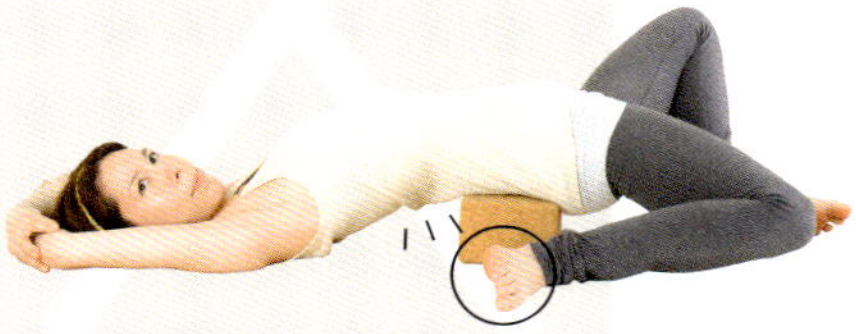

EASY

ブロックなしでひじを立ててもOK

ブロックを使わず、ひじを使い上半身をややもちあげた姿勢で行うと負荷を減らせます。

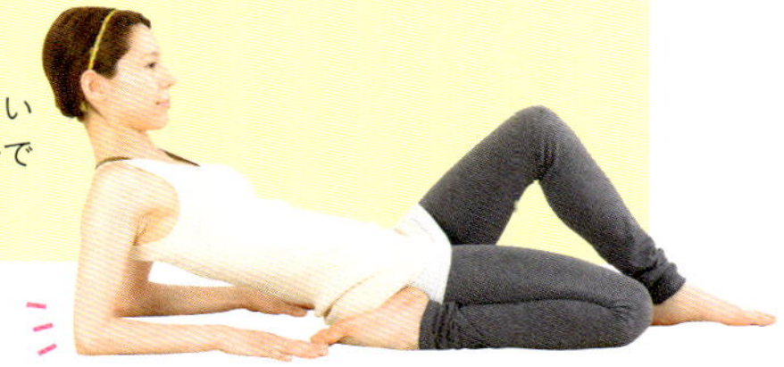

ココを意識！

股関節から太ももにかけて伸びる

割り座にした脚の股関節まわりや太もも前面につく大《だい》腿《たい》四《し》頭《とう》筋《きん》が気もちよく伸びるのを感じて。左右差にも意識を向け、やりにくいほうを多めに行いましょう。

FINISH

3

吸う ⇄ 吐く
[5回リピート]

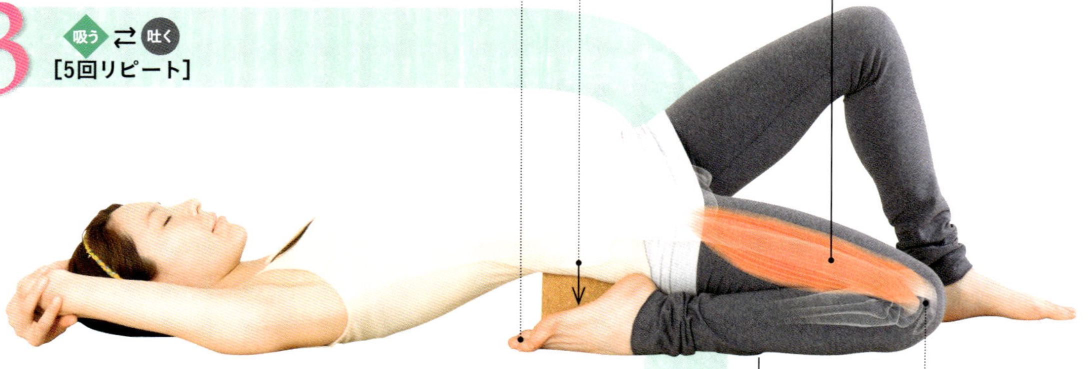
つま先をまっすぐ後ろに向ける
腰を床に近づける
すねで床を押す
ひざは浮いてもOK

片脚を割り座にする

右脚を割り座にして、頭の上で反対のひじをつかみます。ひざが床につかない人は浮かせたまま、お腹に力を込めて腰を床に近づけるようにして。この姿勢で呼吸をくり返しましょう。

※やりにくい側を多めに行う

反対側も同様に

つなぎのポーズ

仰向けのまま手脚をあげてブラブラと揺すります。体全体の緊張をほぐしましょう。

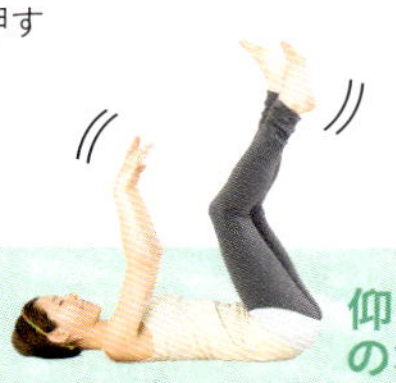

仰向けのねじりのポーズへ

4 行き詰まった自分をいたわる

DVD 仰向けのねじりのポーズ

Relax point

こんな人がこう変わる！

物事がスムーズに進まず、行き詰まっているときに。風通しのよいさわやかな気分を導き、自分をいたわるポーズ。日中の興奮を鎮《しず》めたい夜にも。

[そのほかの効果]呼吸が深まる／背中のコリ解消／姿勢改善／骨盤の安定

IMAGE

ぞうきんしぼりの要領で体をねじる

ぞうきんをギューッとしぼるようなイメージで、みぞおちを支点に上下を、引っ張りながら反対方向に向けましょう。

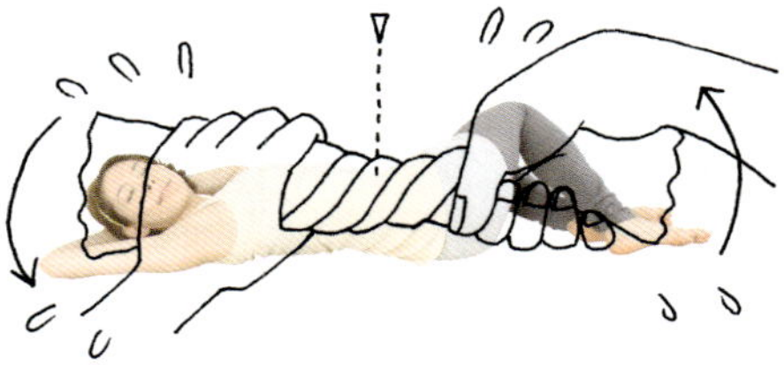

正しい方向にねじれば疲れや滞りがほぐれる

みぞおちを支点に上下を別方向にねじるポーズで、椅子に座りっぱなしの姿勢でこわばりがちな背中や体側がほぐれます。ねじる部位と方向に注意しながら行いましょう。

1 吸う→吐く

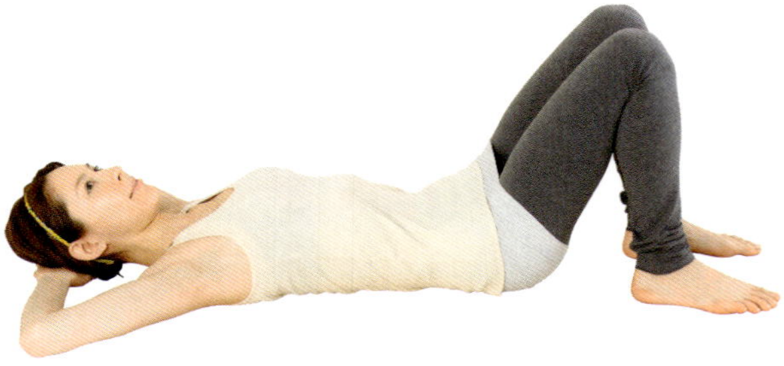

仰向けでひざを立てる

仰向けになって両ひざを立て、手を頭の下で組みます。この姿勢でひと呼吸。

2 吸う→吐く

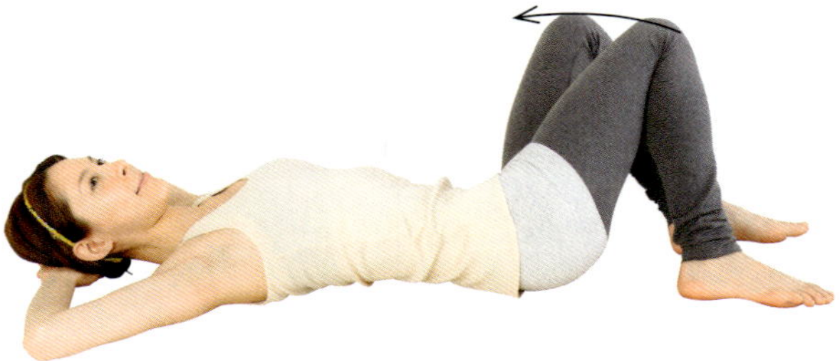

ひざを片側に倒す

お尻をもちあげ、少し右側にずらします。一度息を吸い、吐きながらひざを左側に倒します。おへそと骨盤も、左側にねじりましょう。

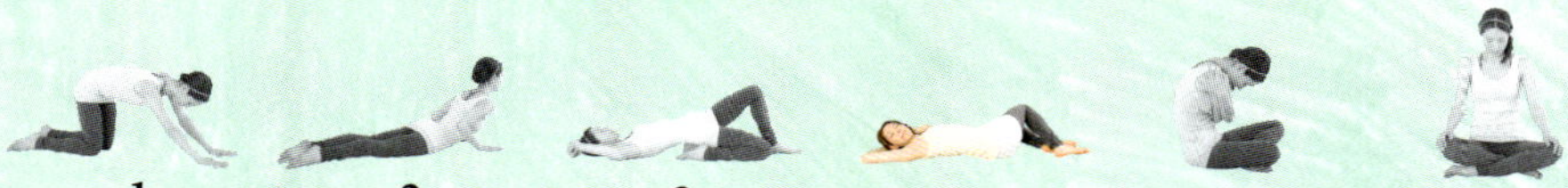

1 → 2 → 3 → 4 → 5 → 6

NG

腰まで回ると体側が伸びない

ひざといっしょに、腰やみぞおち部分まで回転してしまうと、体側がうまく伸びません。腰が反ってしまうのもNG。

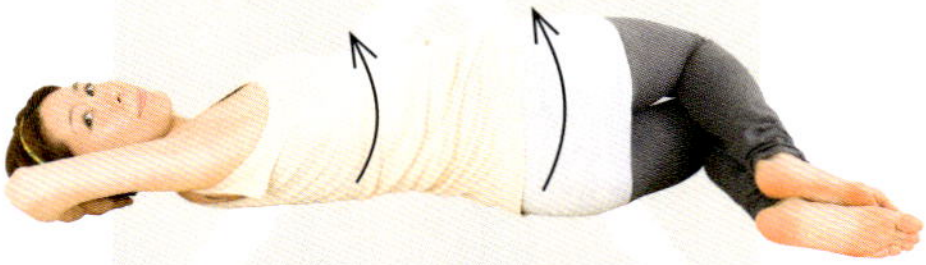

EASY

腕を横に広げるとやさしいねじりに

腕を横に広げた姿勢でねじると、伸びる力がやわらぎラクに行えます。

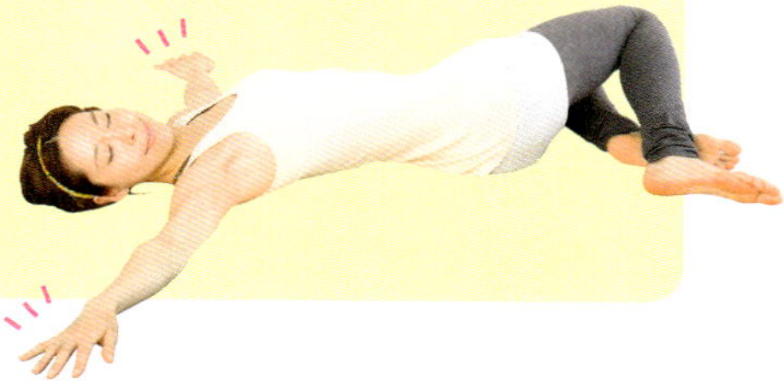

ココを意識！

肋間筋がほぐれ呼吸が深まる

ひじをあげて上半身と下半身を反対の方向にねじることで、二の腕の外側から体側にかけて伸びます。とくに肋骨《ろっこつ》につく肋間筋《ろっかんきん》が伸びて、胸まわりのスペースが広がり、呼吸が深まるのを感じましょう。

FINISH

3

吸う → 吐く → 吸う ⇄ 吐く
[5回リピート]

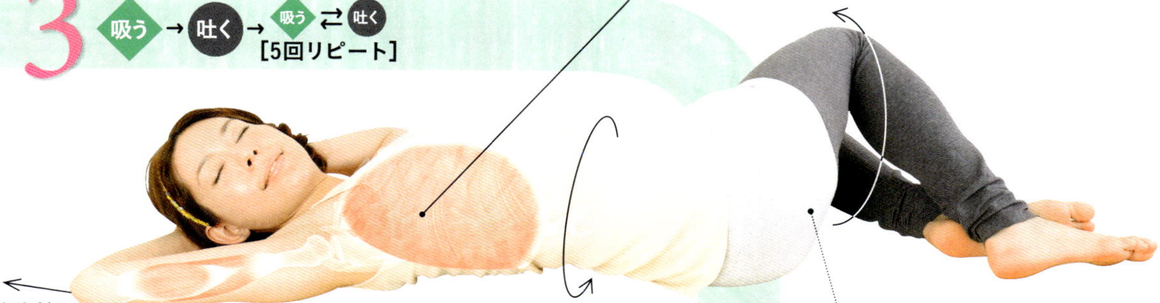

ひじを斜め上にずらす
お尻の穴を股のほうに向けると、腰の反りすぎを防げる

上半身を反対側に倒す

一度息を吸い、吐きながら、みぞおち、胸、のど、顔の順に右側にねじります。さらに右ひじを斜め上にずらし、この姿勢で呼吸をくり返しましょう。

※やりにくい側を多めに行う

反対側も同様に

つなぎのポーズ

ひざを胸に引き寄せて前後にゴロンゴロンと揺らし、背中をマッサージしましょう。

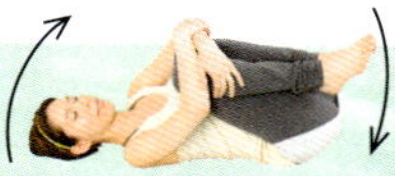

自分にありがとうのポーズへ

5. 頑固な心の鎖をはずす

DVD 自分にありがとうのポーズ

Relax point

こんな人がこう変わる！
理想や責任感が強く、いつも「〜すべき」と自分を戒める傾向の人に。心の鎖をはずして自分に感謝するポーズ。頭ではなく心で感じる力を磨く。

[そのほかの効果]神経の沈静化／血圧を下げる／心拍数を下げる

IMAGE

抱きしめたハートに感謝の気もちを送る

自分で自分を抱きしめ、感謝やいたわりの気もちを送るイメージで、やさしくていねいに行いましょう。

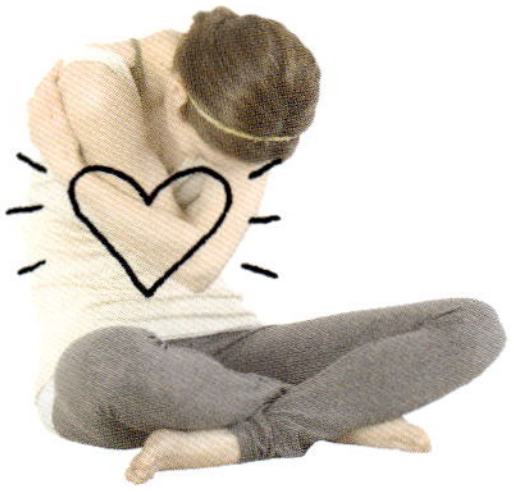

自分を抱きしめて心を内側に引き戻す

感情の座があるといわれるハート（心臓）をやさしく抱きしめながら体内の音に耳を傾ける、癒やし効果の高いポーズです。外側に向きがちな心を、自分の内側に引き戻し、ありのままの自分に感謝しましょう。

1 [自然に呼吸]

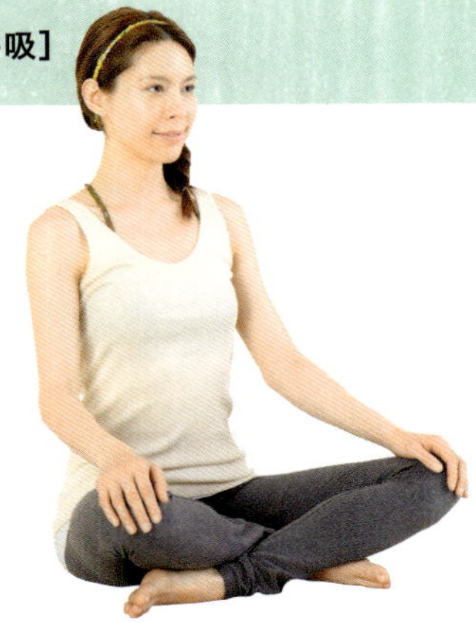

あぐらで座る

あぐらの姿勢で座り、体の余分な力を抜きましょう。

2 吸う⇄吐く [3回リピート]

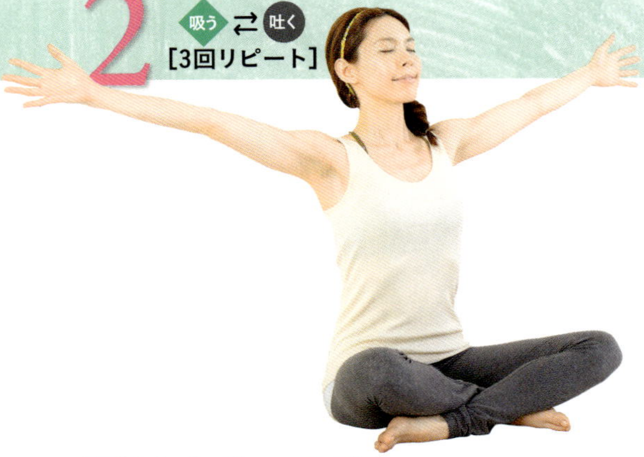

両腕を広げてひと呼吸

両腕を大きく広げて胸を開き、何度か深く息を吸って吐きます。

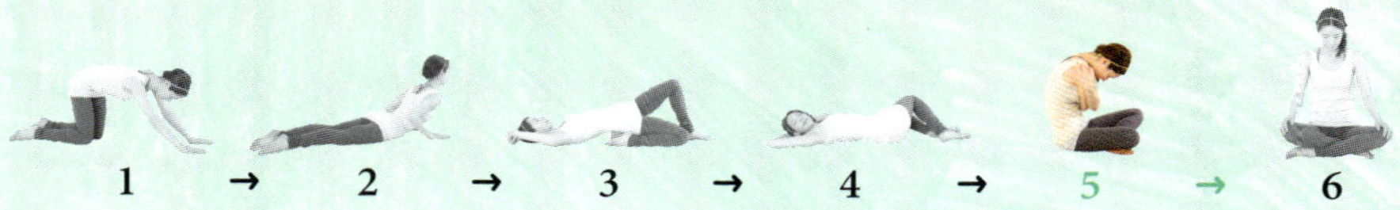

NG

目を開いたままだとリラックスしにくい

目を閉じずに、まわりを気にしながら行うと、心が自分の内側に向きにくく、リラックスが促されません。

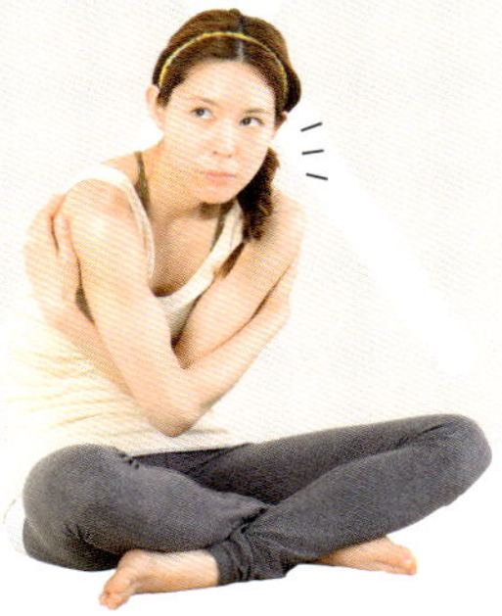

EASY

座ったままいつ行ってもOK

椅子に座って行っても大丈夫です。仕事や家事などの休憩タイムに、いつでも行えます。

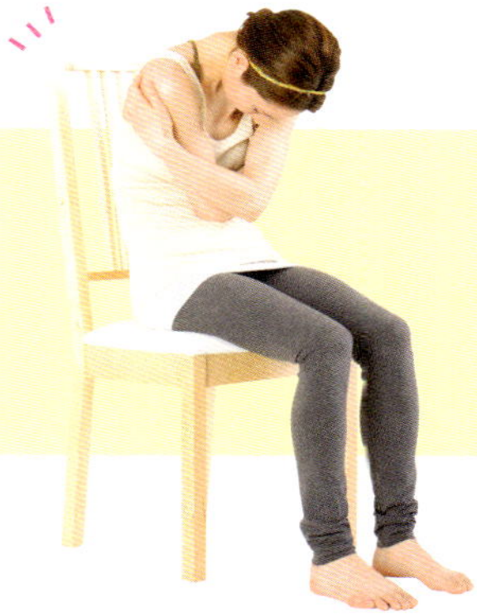

ココを意識！

心臓の鼓動を聴くと心が落ち着く

心臓を抱きかかえるようにして、鼓動や呼吸の音に耳を傾けます。体内に呼吸がゆったりと広がる感覚も味わいながら、自分の内側が深いリラクセーションで満たされていくのを感じましょう。

FINISH

3

[自然に呼吸]→ 吸う ⇄ 吐く [5回リピート]

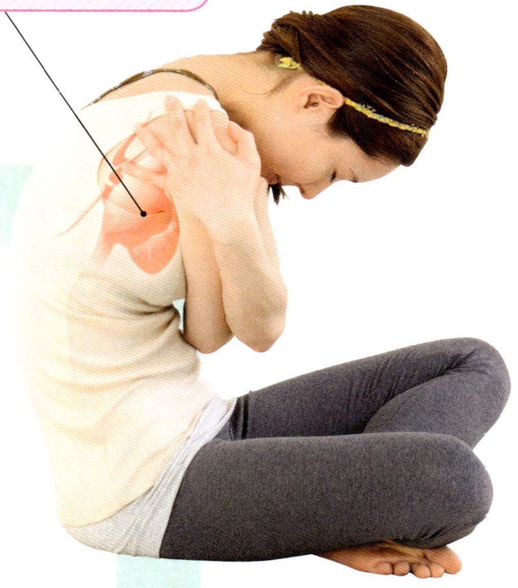

ありがとう

いつもがんばっている自分に向けて「ありがとう」と声をかけて

肩を抱いて背中を丸める

腕を交差させて反対側の肩をつかみます。目を閉じ、あごをグッと引いて背中を丸めていきます。気もちいいと感じるところまで丸めたら、深い呼吸をくり返しましょう。

つなぎのポーズ

両手を後ろにつき、胸を開いて。鼻から息を吸って口から大きく吐きます。丸めた体を伸ばしましょう。

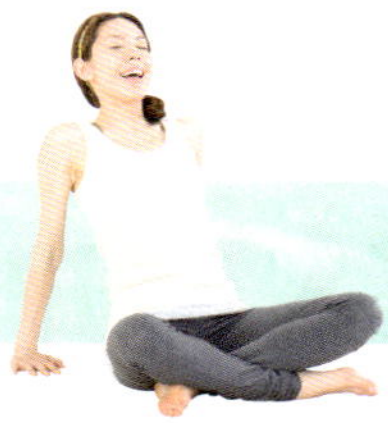

ウジャイ呼吸へ

6. ざわざわした心を鎮める

DVD ウジャイ呼吸

Relax point

こんな人がこう変わる！

尽くしてばかりで自分のケアが後回しになってしまう人や、他人に頼るのが苦手な人に。与える力と受け取る力の、ほどよいバランス感覚を導く。

［そのほかの効果］**集中力アップ／腹部の引き締め／内臓の活性化**

IMAGE

貝殻を耳にあてて
聴き入るイメージ

貝殻を耳にあてたときに聞こえる、波のような音に耳をすます感じで、自分の呼吸音に集中しましょう。

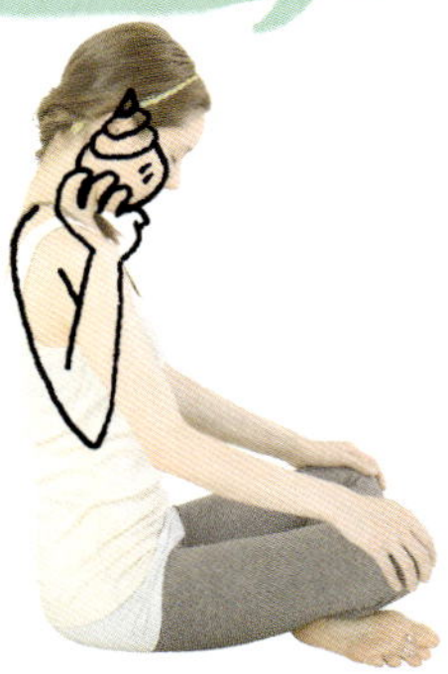

わざと音を発する呼吸で意識を内に向ける

摩擦音を出すことで、呼吸に意識が向く呼吸法です。とくに吸う息と吐く息のバランスを意識することで、「与える力と受け取る力」「女性性と男性性」「陰と陽」など、あらゆるバランスの調和に役立ちます。

1 ［自然に呼吸］

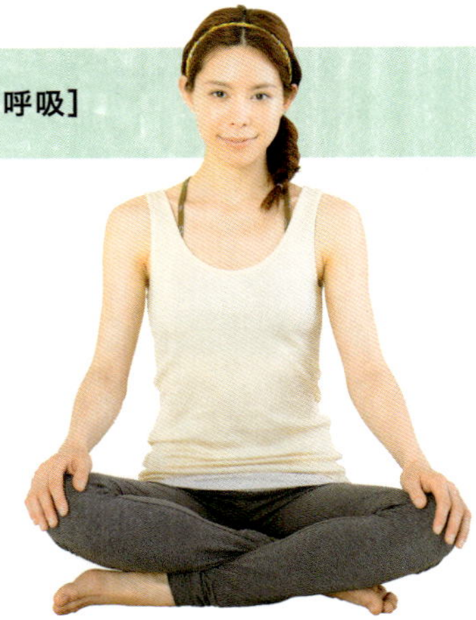

リラックスして座る

あぐらの姿勢で座り、背すじを伸ばしてリラックスします。

※正座でもかまいません。座りやすいほうを選びましょう。

2 吸う

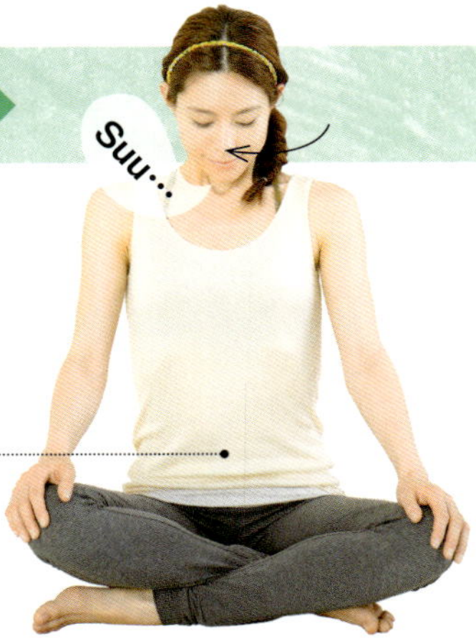

摩擦音を出して息を吸う

あごを引き、のどの奥を軽く締めて波のような摩擦音を出しながら、ゆっくりと鼻から息を吸います。

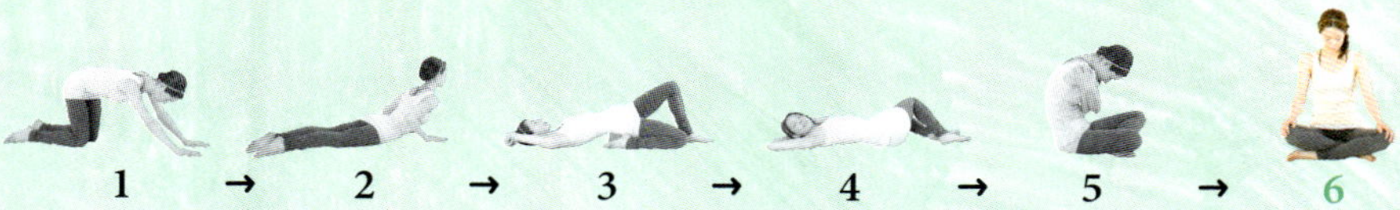

NG

力みすぎると心地よくない

のどに余分な力が入り、ゼーゼーした摩擦音が出てしまうのは、気もちよく行えていない証拠です。肩や体に力が入りすぎるのもNG。

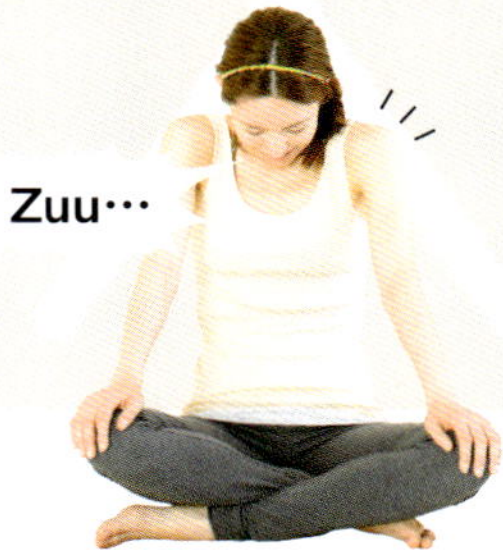

EASY

音を出さずに行ってもOK

摩擦音が出しにくければ、音を出さずに、深い呼吸を心地よくくり返してもOK。のどやお腹に手をあて呼吸の動きを感じても。

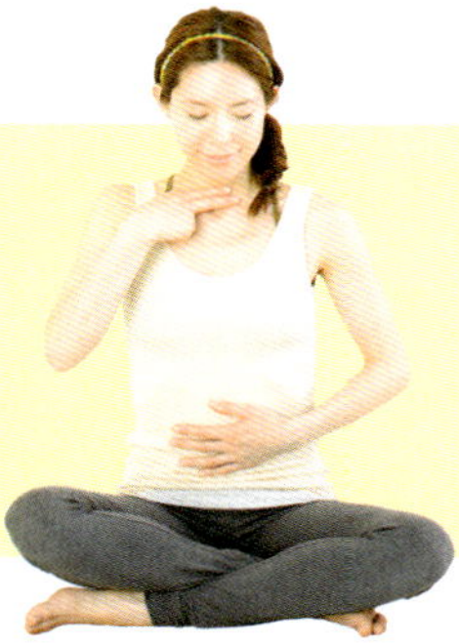

FINISH

3 吐く

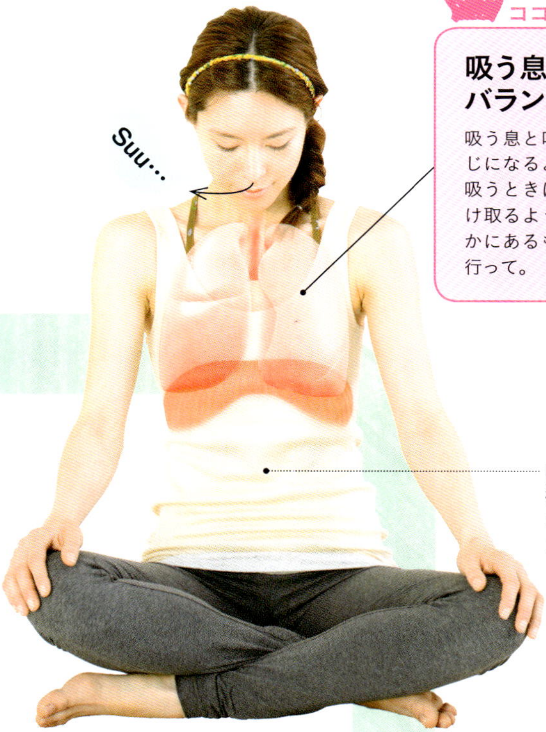

ココを意識！

吸う息と吐く息のバランスを意識

吸う息と吐く息の、長さと力加減が同じになるように調整しましょう。息を吸うときは、大自然のエネルギーを受け取るような、吐くときは、自分のなかにあるものを与えるような気もちで行って。

吐ききったときに横《おう》隔《かく》膜《まく》を引きあげ、お腹がぺたんこになるように

摩擦音を出して息を吐く

あごを引いてのどの奥を締めたまま、摩擦音を出しながら、ゆっくりと鼻から息を吐いていきます。2→3を気もちが落ち着くまでくり返しましょう。

クールダウン

仰向けになり、手脚を伸ばしてひと休み。呼吸をしながら、余韻を味わいましょう。

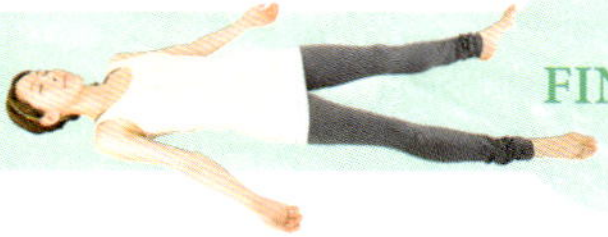

FINISH

RELAX YOGA COLUMN 3

心に前向きな栄養をたくさん与えよう

ふだんの生活のなかで、自分の心を慈しむ時間をどれだけ取っていますか。育てている植物に水をやり、陽あたりに注意し、悪天候の予報が出たら室内に入れて……と手厚くケアをすれば、美しい花が咲きます。それと同じように、心にも手厚いケアと栄養をたっぷり与えましょう。

ヨガを通じて、自分の体を大切にいたわる時間をもつのもその一つです。また、通勤中に元気が出るラジオ番組を聴く、職場でお気に入りのアロマスプレーをシューッと吹きかけてリフレッシュする、寝る前に気もちが健《すこ》やかになるような本を読んで一日を満ち足りた気もちで終える……など。

心に美しい栄養を与えるいくつかの方法のうち、あらかじめ自分に合うものを見つけておくのがおすすめです。

また、どのような言葉を自分にかけているかにも注意を向けてみましょう。言葉は純粋なエネルギーそのものです。自分に対して批判的で、やる気をそぐ悲観的な言葉をかけ続けていると、心が萎縮し、のびのび育つことができません。

無意識に自分にかけている言葉が意地悪だったり、厳しすぎたり、悲観的な方向に偏ったりしていませんか。

生まれてから死ぬまで「わたし」に寄り添い続ける存在は、「わたし」だけです。大切な家族や恋人、友人に対してはやさしく、思いやりに満ちた言葉をかけるのではないでしょうか。まわりの人に対しては抱けるやさしさや寛大さを自分自身にも広げ、自分に対する言葉にもとびきりの愛を含ませてください。まずは、自分が「自分の応援団」になってみましょう。

recipe アロマスプレーのつくり方

香りは脳に直接働きかけ、心に影響を与えます。心地よい香りをリフレッシュに活用しましょう。

〈用意するもの〉

スプレーボトル100mℓ用
無水エタノール10mℓ
好みの精油20滴（基材に対して1％程度）
精製水（または水）90mℓ

〈つくり方〉

① スプレーボトルに無水エタノールを入れる
② ①に精油を加え、ふたを閉めてよくふり混ぜる
③ ②に精製水を入れて完成

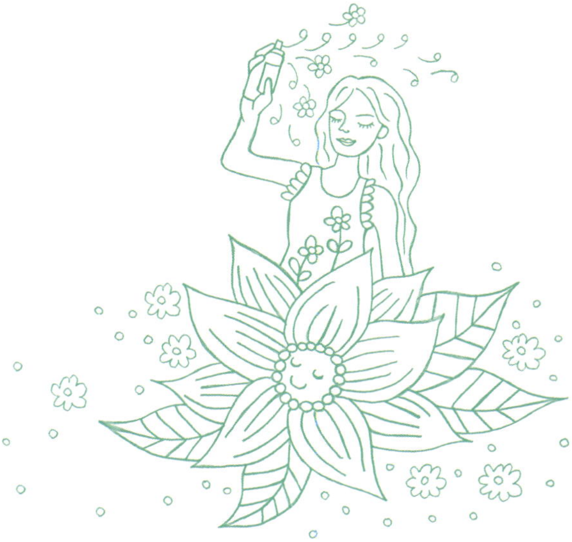

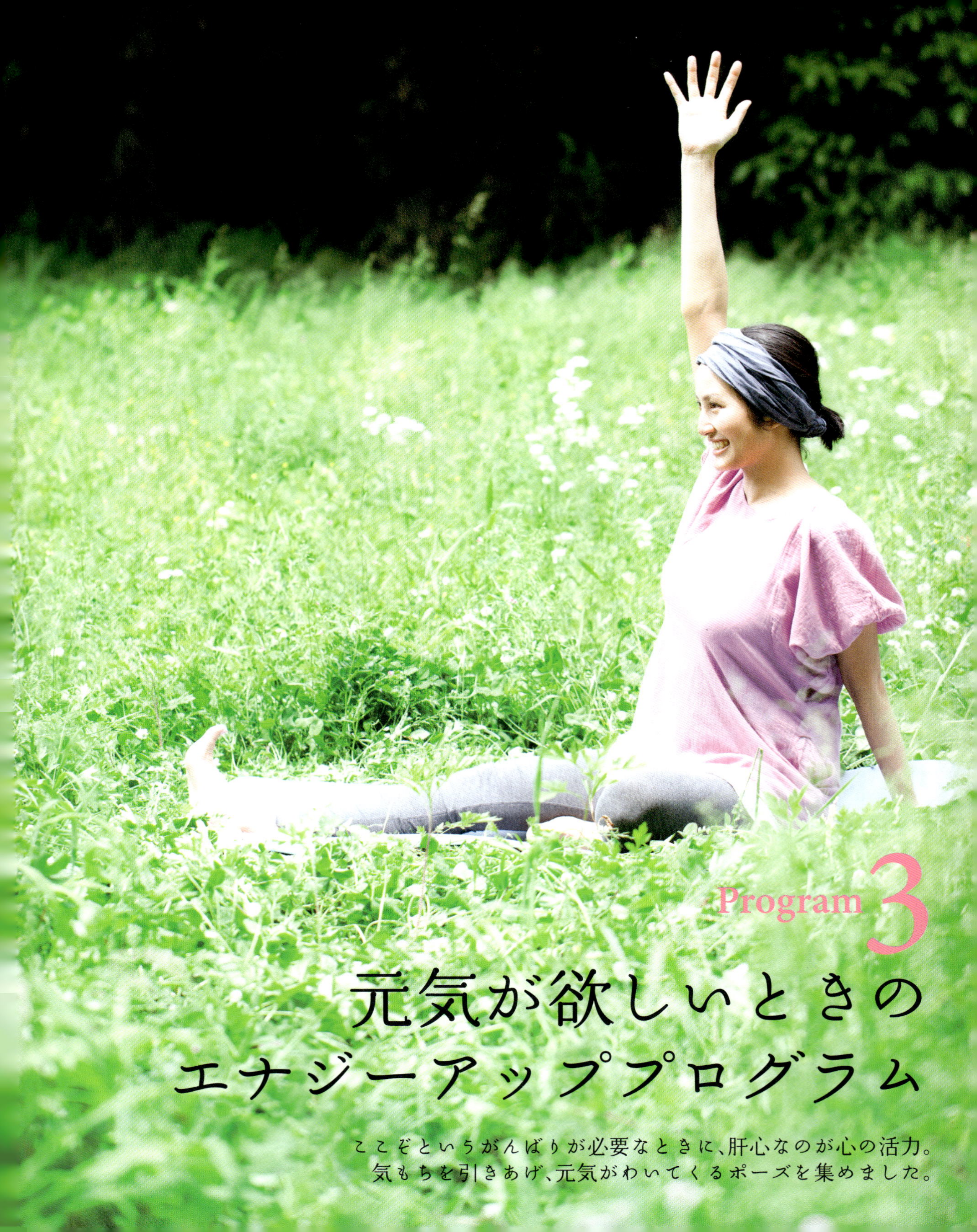

Program 3

元気が欲しいときのエナジーアッププログラム

ここぞというがんばりが必要なときに、肝心なのが心の活力。
気もちを引きあげ、元気がわいてくるポーズを集めました。

Program3　元気が欲しいときの　エナジーアッププログラム

このプログラムのねらい

軽やかな気分を呼び覚まし 心身の活力をアップさせる

体をエネルギッシュに動かすことで
心身のこわばりをほぐしながら
元気度をあげるポーズを集めました。
リフレッシュしたいときや
ここぞというがんばりが必要なときに
おすすめのプログラムです。

START

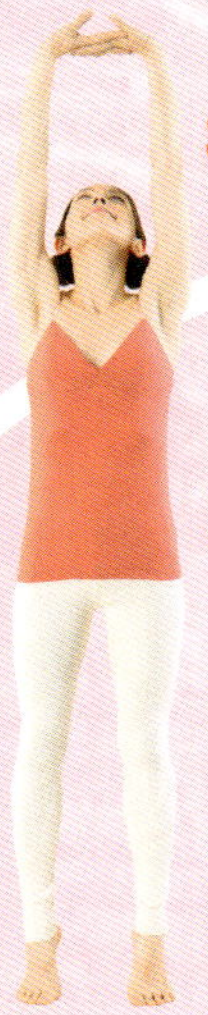
真上に伸びて
気もちを
上向きにする

1 伸びあがるヤシの木のポーズ

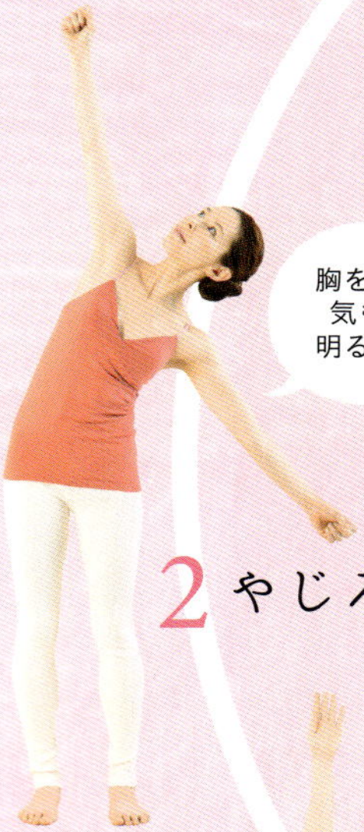
胸を開いて
気もちを
明るくする

2 やじろべえのポーズ

3 空飛ぶ鳥のポーズ

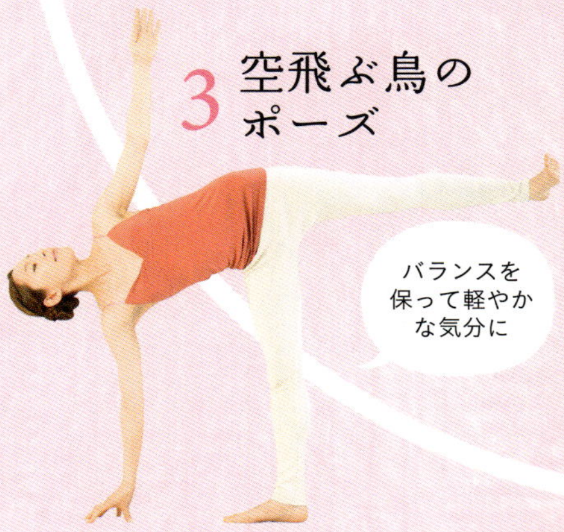
バランスを
保って軽やか
な気分に

香先生のハートフルメッセージ

体の内側には「自然治癒力」という名のエネルギーがわき続けています。命をいたわり、傷ついた心を回復させるこの力こそが、元気の源です。自然治癒力がのびのびと機能するように、土台である心身を内外から整備しましょう。外側からは、ポーズを通じて心地よいと感じるまで伸ばすことで、体にしみついたこわばりをほぐせます。また内側には、ゆったりした呼吸を通じて内臓をマッサージするようなイメージで、アプローチしてみましょう。

Program3を行うと……

- 疲れやこわばりが取れて元気がわき起こる
- 目標に近づくための集中力が養われる
- 全身を強化し、体力がアップする
- 血液のめぐりがよくなり体がぽかぽかする

FINISH

全身を
伸縮させて
圧迫感を取る

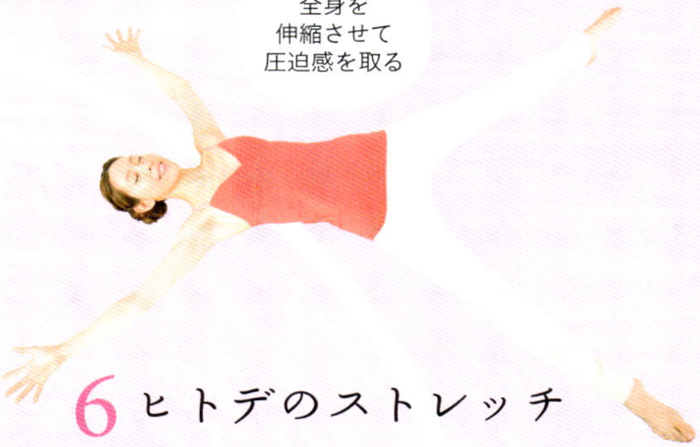

6 ヒトデのストレッチ

5 半円のポーズ

全身を伸ばして
気分を
リフレッシュ

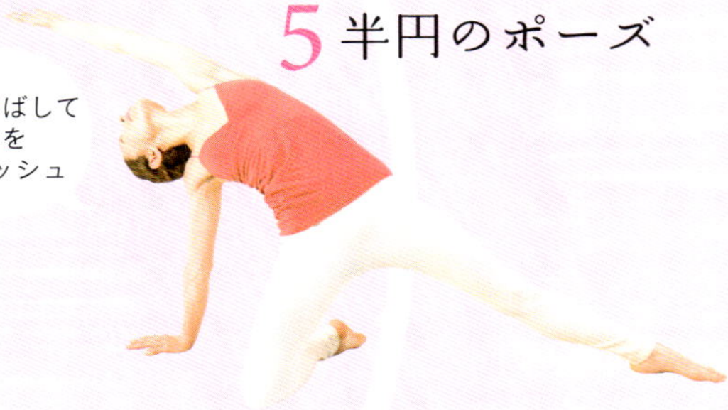

4 ピラミッドの
ポーズ

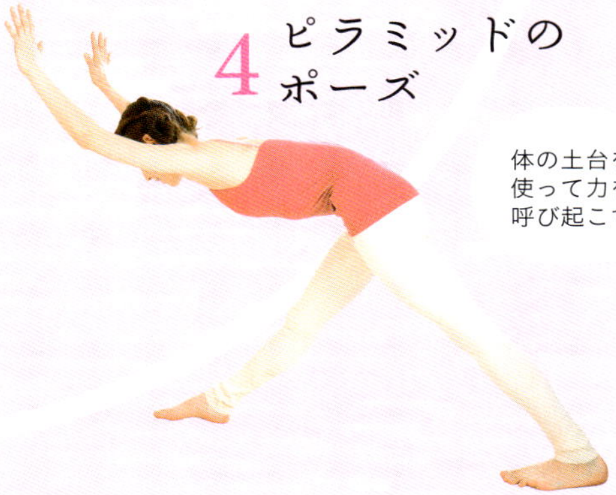

体の土台を
使って力を
呼び起こす

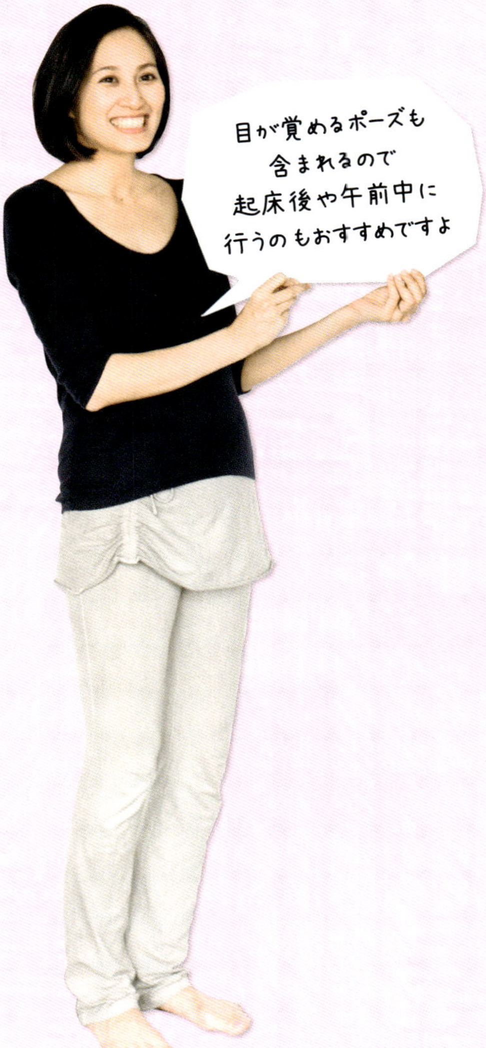
目が覚めるポーズも
含まれるので
起床後や午前中に
行うのもおすすめですよ

1 気もちを上向きにする

DVD 伸びあがるヤシの木のポーズ

Relax point

こんな人がこう変わる！
気分が沈んで“どんよりモード”に陥《おちい》ったとき、心に活力をもたらすポーズ。集中力を養い、定めた目標に向かうために必要な力も引き出してくれる。

［そのほかの効果］肩・首のコリ解消／ふくらはぎの引き締め／体幹の強化

IMAGE

しっかりと根を生やして上に伸びるヤシの木をイメージ

大地にどっしり根を生やしながら、太陽が照る空に向かって伸びていくヤシの木のように、上下2方向への力を意識して。

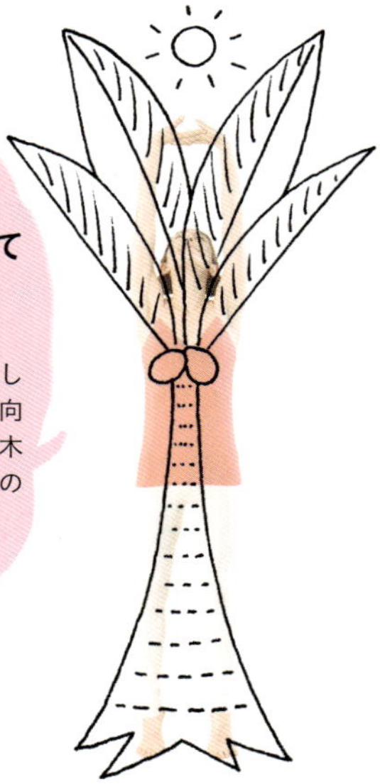

上に伸びるときは足元にも意識を向けて

グラつかずに伸びあがるには、足元の安定感が大切。下に向かう土台の力があってこそ、安定して上に伸びることができます。「いま、ここ」にいる感覚を忘れずに、足元にも意識を向けながら行いましょう。

1 ［自然に呼吸］

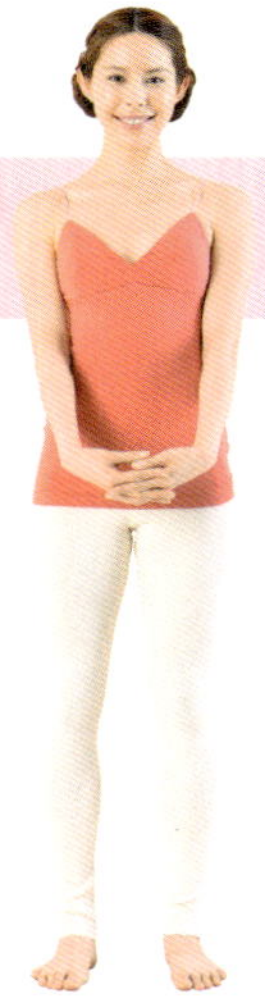

安定した姿勢で直立

足を腰幅に開いて立ちます。両手は体の前で組みましょう。

2 吸う

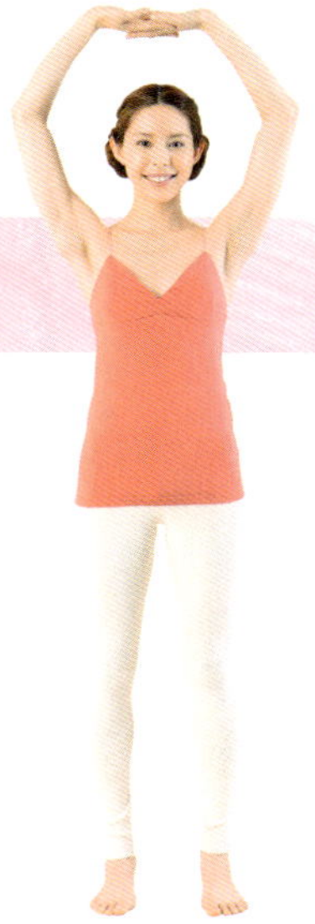

手をあげてつま先立ちに

息を吸いながら、組んだ手を返し頭上にもちあげ、かかとを少しずつ浮かします。

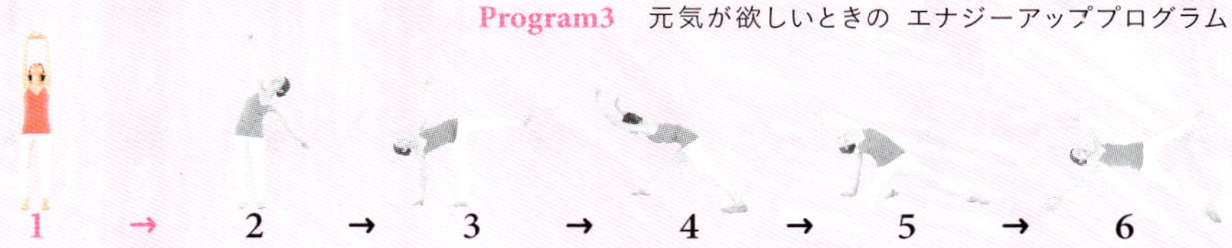
1 → 2 → 3 → 4 → 5 → 6

NG

力みすぎると うまく伸びない

力を入れすぎて呼吸が浅くなると、気もちよく伸びません。また、足元が不安定になると、上に伸びる上半身の力が働きにくくなります。

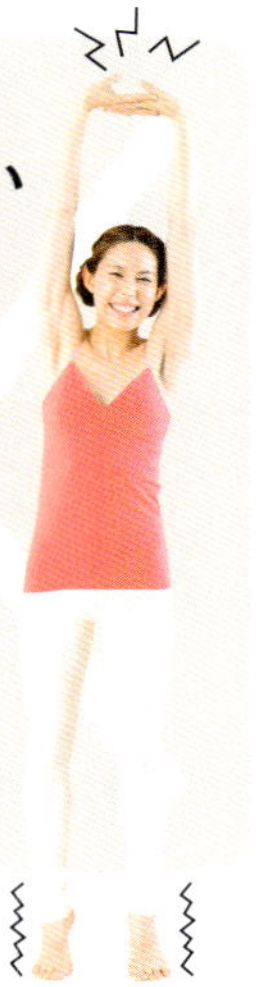

EASY

目線を下げ 椅子を使うとラク

足元がフラついてしまう人は、目線を落とすと、体が安定しやすくなります。椅子につかまり体を支えて行ってもOK。

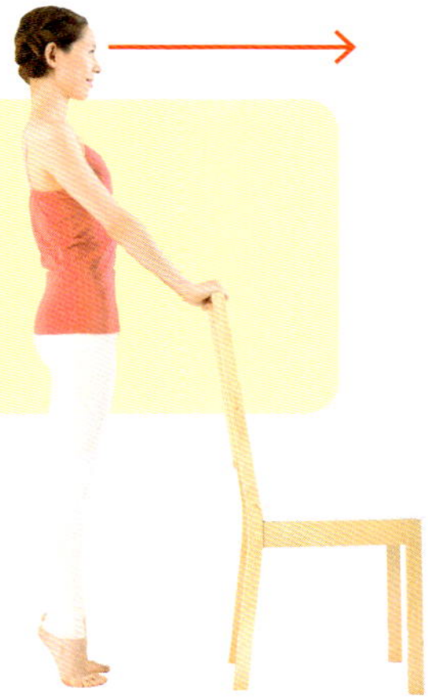

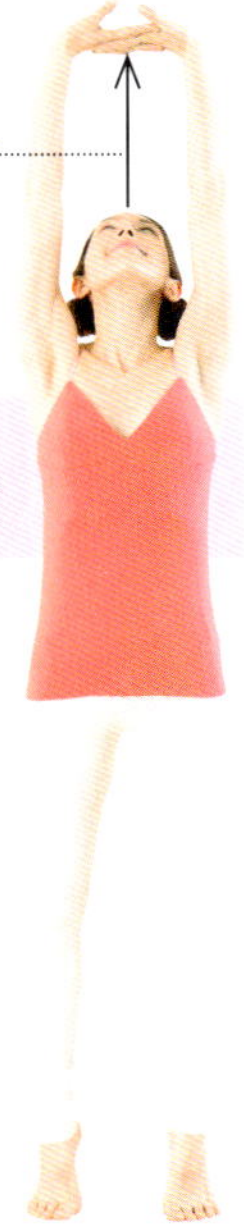
目線は手に向けて

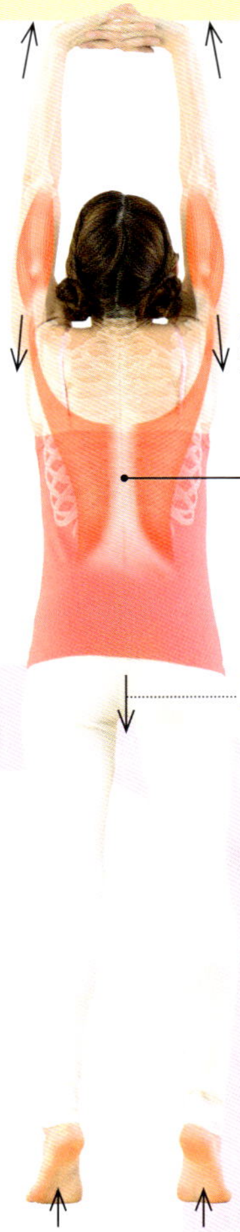
肩を耳から遠ざける
お尻の穴を下に向ける

ココを意識！

上半身全体が 引きあげられる

伸びあがる際、二の腕の外側につく上腕三頭筋《じょうわんさんとうきん》から背中の広背筋《こうはいきん》にかけてが刺激されます。あばら骨の間隔も広がり、それに伴い内臓などが収まる内部のスペースが広がる感覚も味わって。

FINISH

3

吐く → 吸う ⇄ 吐く
[5回リピート]

手をあげきったら目線を上へ

手がいちばん高いところまできたら、息を吐きながら目線を手に向けます。そのままの姿勢で呼吸をくり返しましょう。

つなぎのポーズ

両手を下ろして立ち、そのまま数呼吸。余韻を味わいましょう。

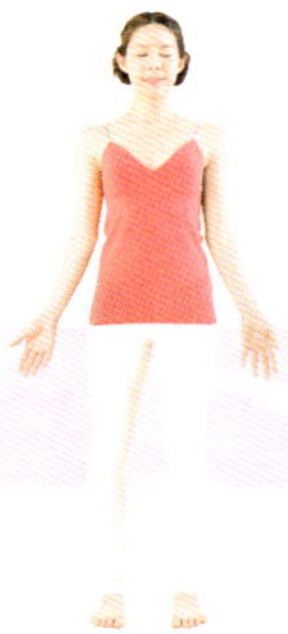

やじろべえのポーズへ

2. 晴れやかな気分を呼び覚ます

DVD やじろべえのポーズ

Relax point

こんな人がこう変わる!

心が晴れず、マイナス感情に支配されてしまいそうな日に。内にため込んでしまった重苦しい気分を一掃し、スッキリと晴れやかな気分を導く。

[そのほかの効果]首の筋肉強化／肩コリ緩和／顔色アップ

IMAGE

やじろべえのように
両腕をまっすぐ伸ばして

左右に伸びた棒でバランスをとるやじろべえになったつもりで、頭を軸に、両腕を一直線に広げましょう。

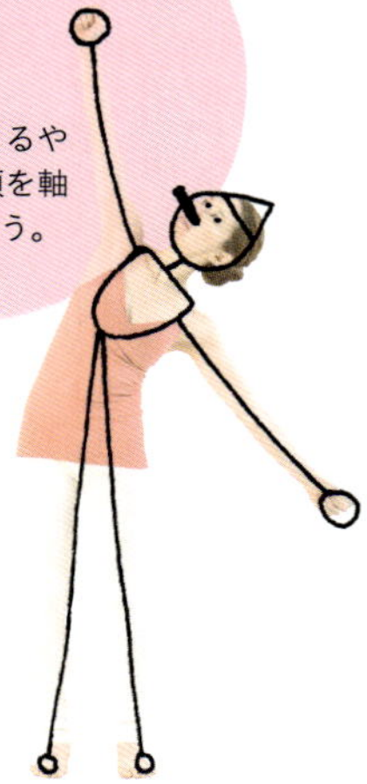

両腕を引き合うと胸が開いて気もち晴れやかに

両腕を広げ180°に引き合う動きで、胸まわりが開きます。日ごろ前かがみの姿勢などで縮こまりがちな胸が開くと、呼吸が深まり、気分もスッキリする効果が。首や背中など上半身の血行もアップします。

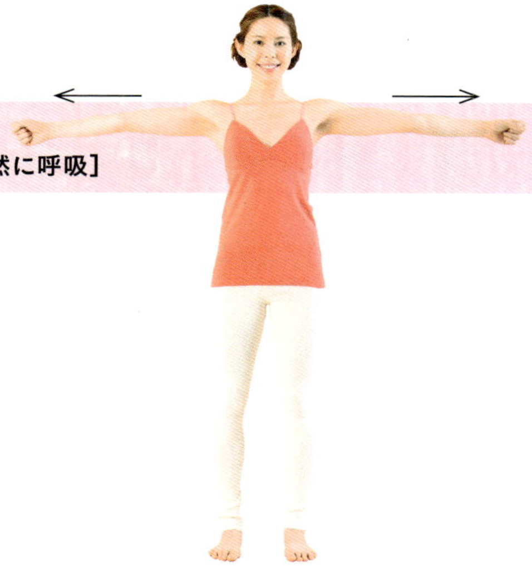

1 [自然に呼吸]

両腕をまっすぐ横に伸ばす

脚を軽く開いて立ち、両腕をまっすぐ横へ。手のひらはこぶしにします。

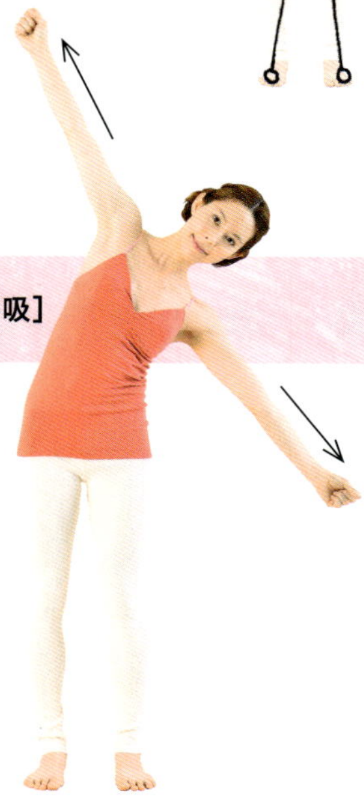

2 [自然に呼吸]

腕を伸ばしたまま上半身を傾ける

両腕を引き合いながら、右腕をあげ、左腕を下ろして、上半身を左に傾けていきます。

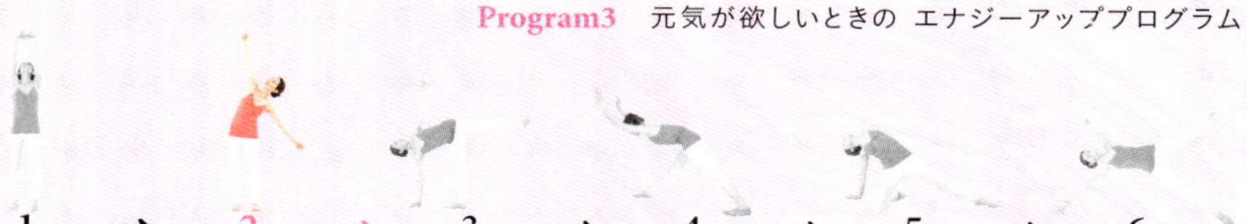
1 → 2 → 3 → 4 → 5 → 6

NG

深く傾けようとがんばるのは逆効果

無理に深く傾けようとして力んでしまうと、気もちよく行えません。胸が開かず、呼吸も浅くなるので効果も減ります。

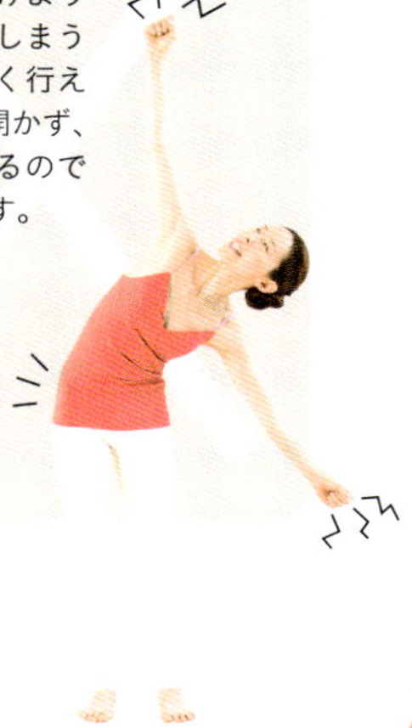

EASY

脚幅を広げて行うとラク！

基本のやり方だとフラつく人は、脚幅を広げると体が安定してラクに行えます。

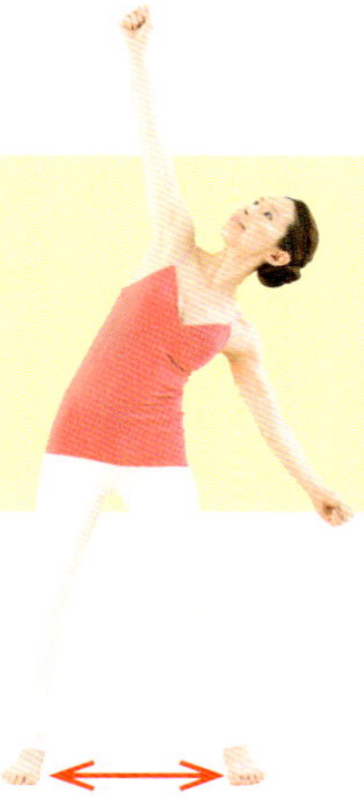

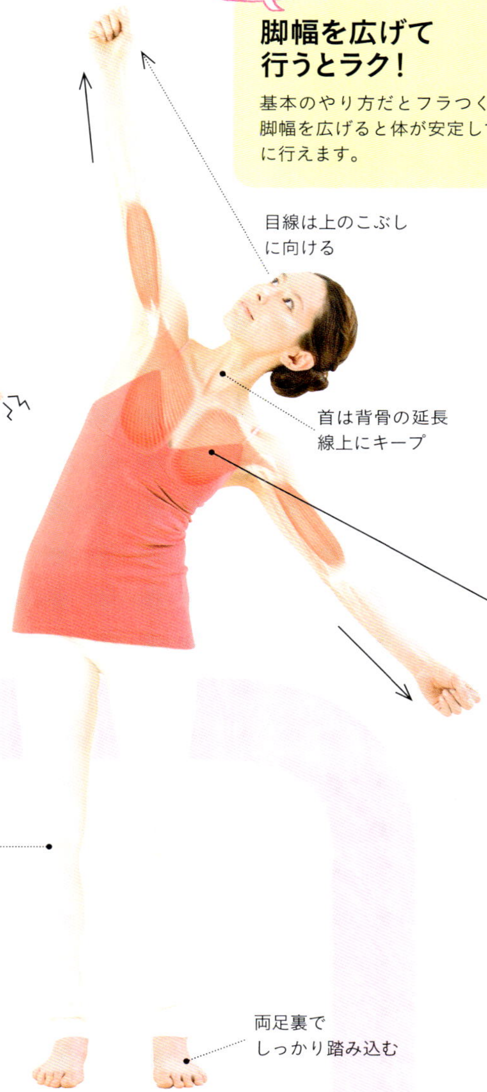
目線は上のこぶしに向ける
首は背骨の延長線上にキープ
ひざは突っ張らずにゆるめておく
両足裏でしっかり踏み込む

FINISH

3

吸う ⇄ 吐く
[5回リピート]

ココを意識！

呼吸の入るスペースが広がる

腕どうしを引き合うことで、二の腕の内側につく上腕《じょうわん》二《に》頭筋《とうきん》と胸まわりの胸筋《きょうきん》にかけての部位が伸び、胸の内部にあるスペースも広がります。吸うときに、肺に空気がたっぷり入る心地よさを味わいましょう。

あごを引き目線を上へ

あごを引いて目線を右手のこぶしに向けます。そのままの姿勢で呼吸をくり返しましょう。

反対側も同様に

つなぎのポーズ

胸の前で手を軽く合わせ、余韻を味わいながら数呼吸くり返しましょう。

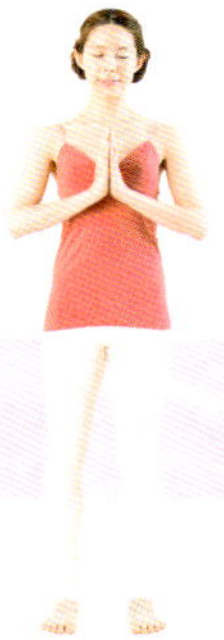

空飛ぶ鳥のポーズへ

3 無邪気な心を取り戻す

DVD 空飛ぶ鳥のポーズ

注意 ひざや股関節にトラブルがある人は行わないこと

Relax point

こんな人がこう変わる！
型にはまった自分に嫌気が差している人に。子どものように無邪気な心をもたらす。精神的に高揚したいときにもおすすめのポーズ。

[そのほかの効果]バランス感覚を養う／血行促進／足腰の強化／ヒップアップ

IMAGE
鳥が空を飛ぶよう軽やかに
大空を軽やかに飛び回る鳥のイメージで。リラックスして、全身をのびのびと動かしましょう。

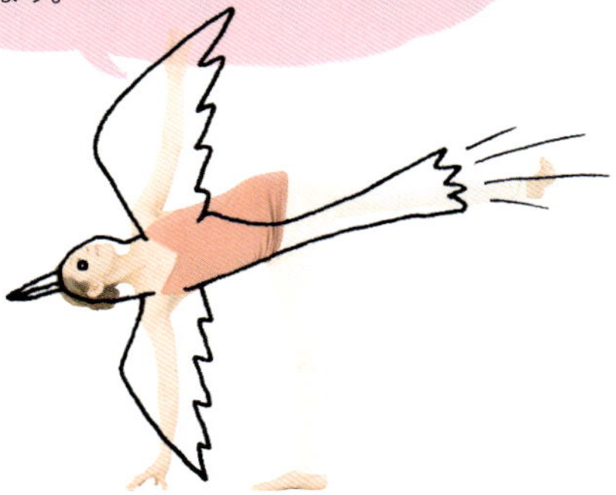

壁を上手に使って最適なバランスを実現

片脚立ちのまま上半身を倒す「バランス力」が必要とされるポーズですが、壁を使って行えば簡単。がんばりすぎず、きちんと壁に力をゆだねることで、効果を得やすくなります。

1 [自然に呼吸]

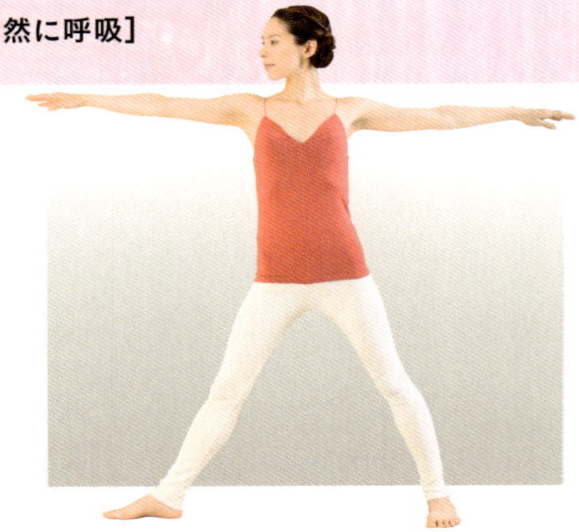

壁の前で立ち両腕をあげる

背中を壁につけ、脚を開いて立ちます。右のつま先を右側に向け、左のつま先をやや内側に向けて。腕は肩の高さにあげ、目線は右へ。

2 [自然に呼吸]

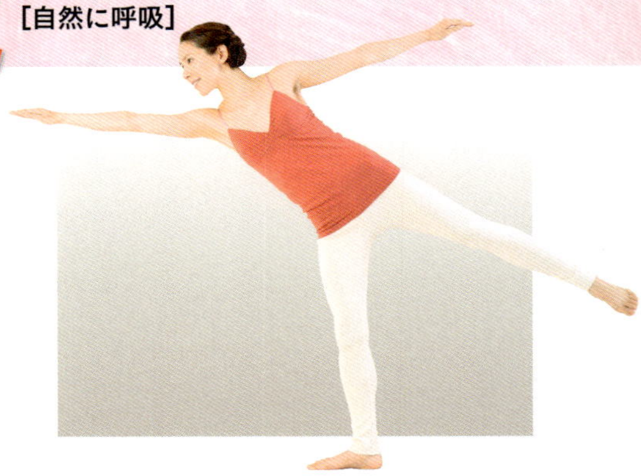

背中を壁につけたまま片側に曲げる

右脚に体重を移し、左脚を床からもちあげていきます。このとき背中は壁につけたまま、すべらせるように右側に曲げて。

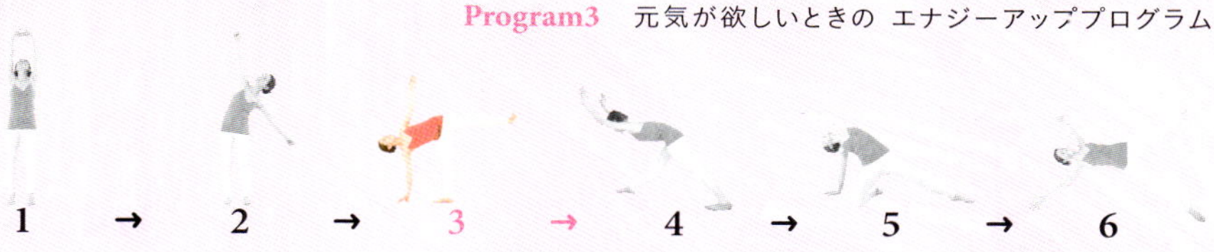
1 → 2 → 3 → 4 → 5 → 6

NG

重心が軸足からずれると効果減！

重心が腕や頭のほうに偏ると、バランスが崩れてしまいます。背中が壁から離れるのもよくありません。

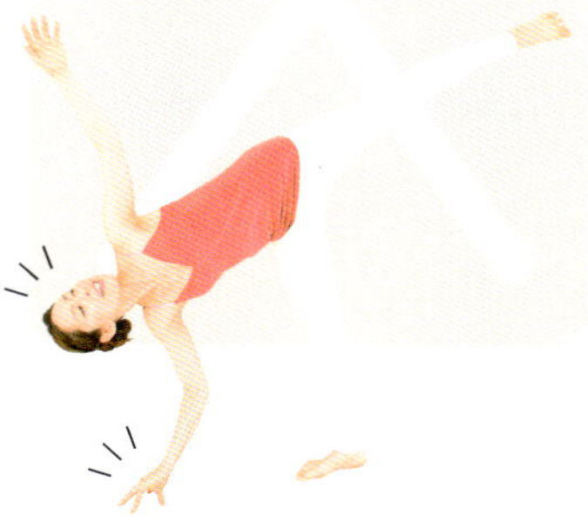

EASY

椅子やブロックで高さを出すとラク

手が床に届かない人は、椅子など高さがあるものを使うとラク。ブロックを使ってもOKです。

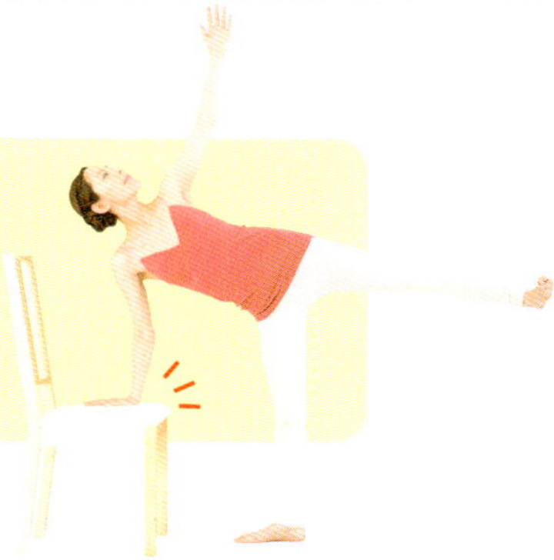

ココを意識！

軸足から末端に向けて伸びる

軸足に重心をのせてバランスを保つと、お尻につく大《だい》臀筋《でんきん》から太ももの内側につく薄筋《はっきん》にかけてが、気もちよく刺激されます。軸足から体の末端に向けて、全身が軽やかに伸びる感覚も味わいましょう。

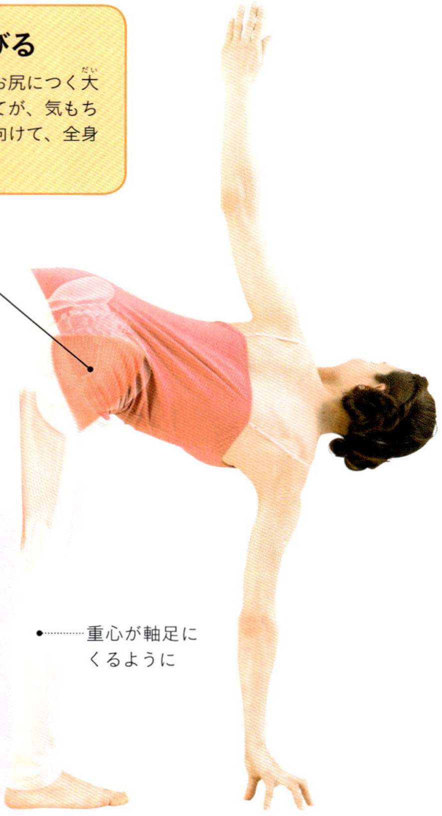
重心が軸足に
くるように

FINISH 3

吸う ⇄ 吐く
[5回リピート]

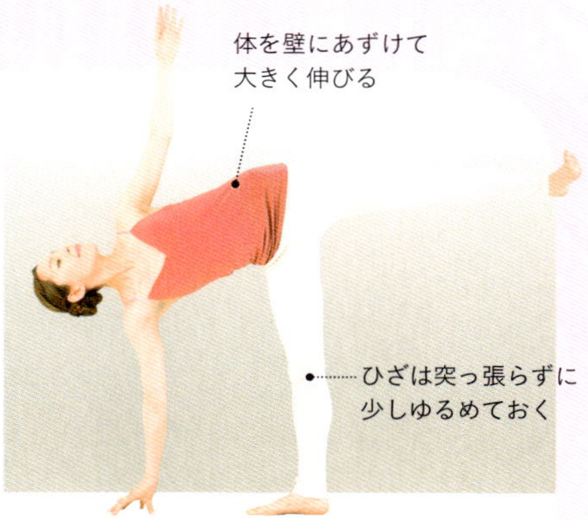
体を壁にあずけて
大きく伸びる
ひざは突っ張らずに
少しゆるめておく

指先を床について顔を上へ

右手の指先が床に、左脚が床と平行の高さまできたら、顔を上に向けて数呼吸。

反対側も同様に

つなぎのポーズ

つま先を正面に向け、前屈して脱力。そのまま数呼吸しながらリラックス。

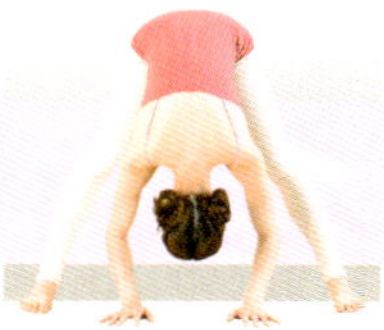

ピラミッドのポーズへ

4. 本来のエネルギーを感じる

DVD ピラミッドのポーズ

Relax point

こんな人がこう変わる！
体全体を刺激して、自分のなかにわき起こる強さを感じられるポーズ。自分に自信を失いがちなときや、心と体を温め気力を回復させたいときに。

[そのほかの効果]体全体を温める／首・肩コリ緩和／頭痛予防／姿勢改善

IMAGE
全身全霊で乗客を押す駅員のイメージで
満員電車のドア付近で、あふれ出る乗客を車両に押し込む駅員のように、体力と精神力のすべてをささげるようなイメージで行って。

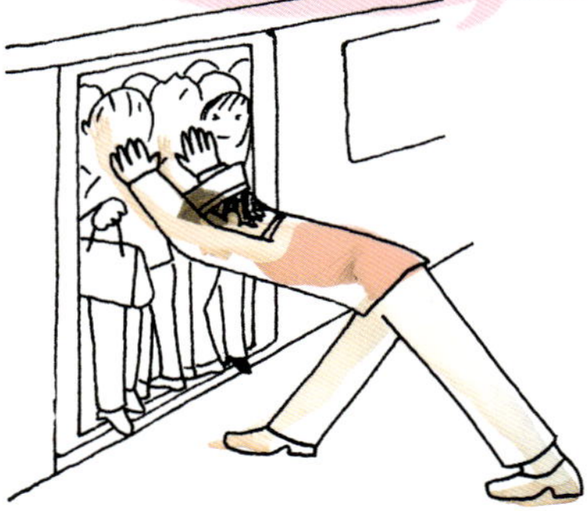

土台を安定させて上半身の力を呼び起こす

下半身の筋肉をしっかり使い、体の土台を安定させることが大切なポイント。その力が支えになって、はじめて上半身のパワフルな力が発揮できます。足腰から体全体へと、力が連動する感覚を味わいましょう。

1 [自然に呼吸]

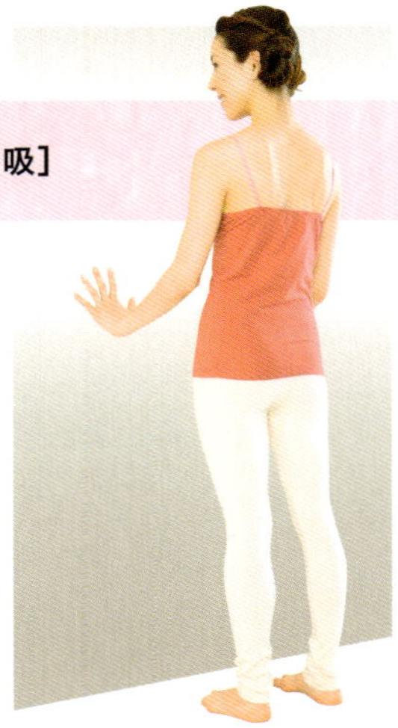

壁の前に立ち手を壁につく

壁の正面に立ち、おへその高さで両手を壁につきます。

2 吸う→吐く

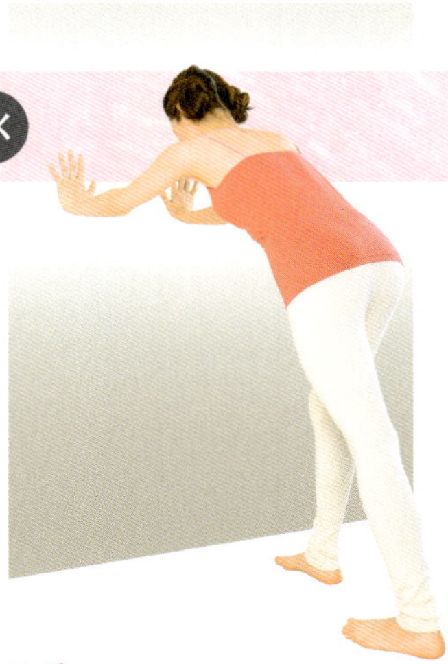

足を後ろに歩かせる

一度息を吸い、手を壁についたまま、息を吐きながら足を後ろに歩かせていきます。

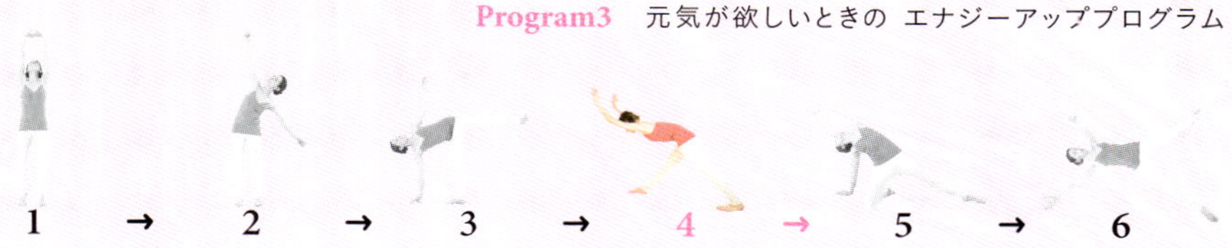
1 → 2 → 3 → 4 → 5 → 6

NG

関節が反ると筋肉が働きにくい

腰やひじ、ひざなどの関節が反ってしまうと、筋肉が適切に使われないばかりか、関節を痛める心配もあるので要注意。つま先の向きが壁の正面からずれても NG です。

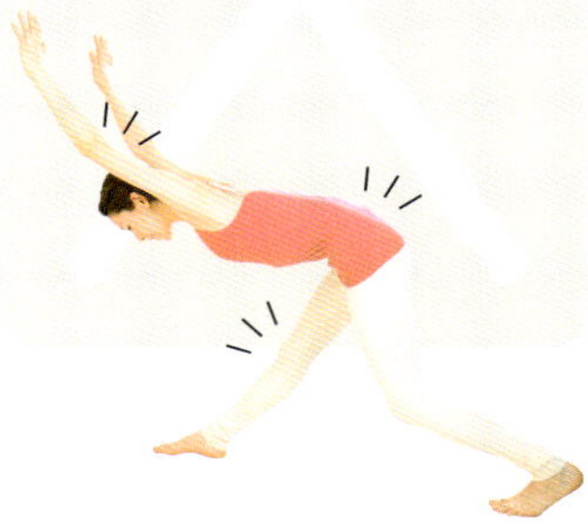

EASY

手を高い位置にして足幅をせばめるとラク

手の位置を高くあげて、脚の幅をせばめるほどラクに。気もちよく行える位置を探しましょう。

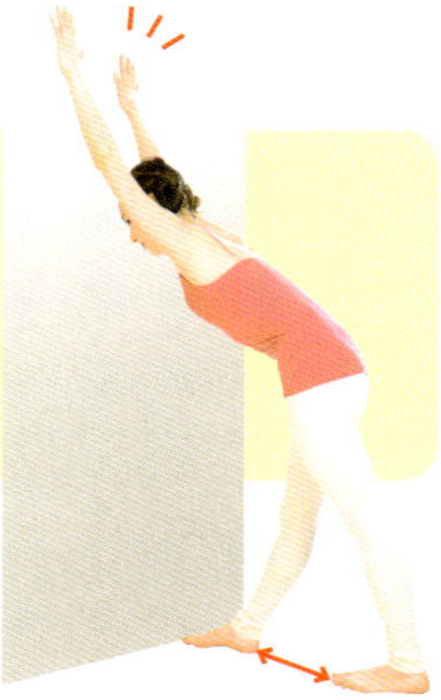

ココを意識！

ふくらはぎを使って下半身を強化

後ろ足を強く踏み込むことで、ふくらはぎにつくヒフク筋から足首のアキレス腱《けん》にかけてが強化されます。ここをしっかり使って下半身が安定すると、壁を押す腕の力が入りやすくなります。

FINISH

3

吸う → 吐く → 吸う ⇄ 吐く
[5回リピート]

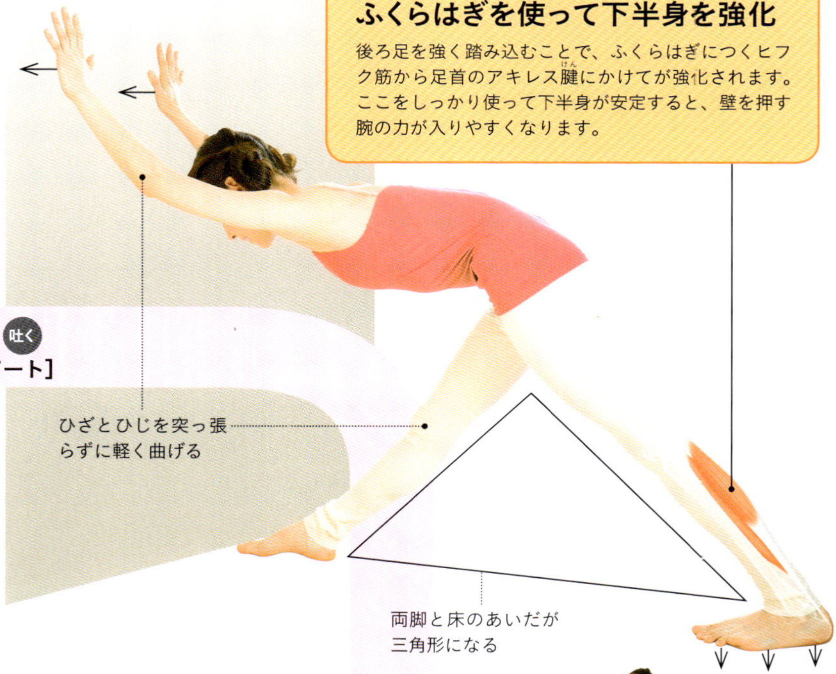
ひざとひじを突っ張らずに軽く曲げる
両脚と床のあいだが三角形になる

脚を前後に開いて踏み込む

腕と背中が一直線になるくらい離れたところで、右のつま先を壁の近くへ、左脚を後ろに開いてひと呼吸。さらに、両手で壁を押しながら、左足で踏み込みます。その姿勢で数呼吸。

反対側も同様に

つなぎのポーズ

壁におでこをつけ、体重をあずけて数呼吸。余韻を味わって。

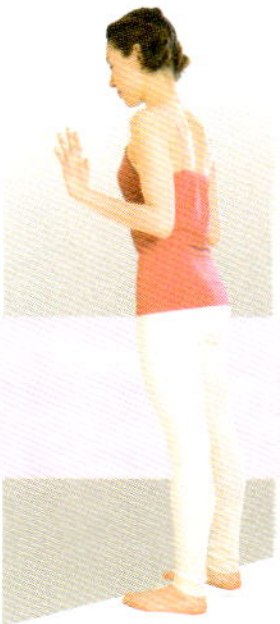

半円のポーズへ

5. 新たな気もちに導く

DVD 半円のポーズ

Relax point

こんな人がこう変わる！
抑圧された感情を解き放ち、気分を切り替えたいときに役立つポーズ。考えごとに行き詰まったときや、視野を広げたいときにもおすすめ。

［そのほかの効果］猫背解消／呼吸が深まる／骨盤まわりの血流アップ／ヒップアップ

IMAGE
踊り子のように
伸びやかなイメージで
踊り子が舞台の見せ場でポーズを決めるように、全身をダイナミックに使いましょう。

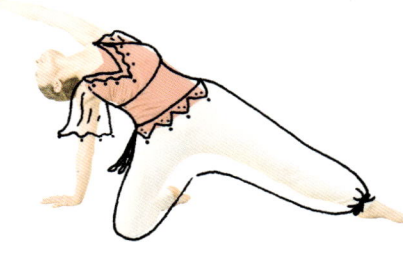

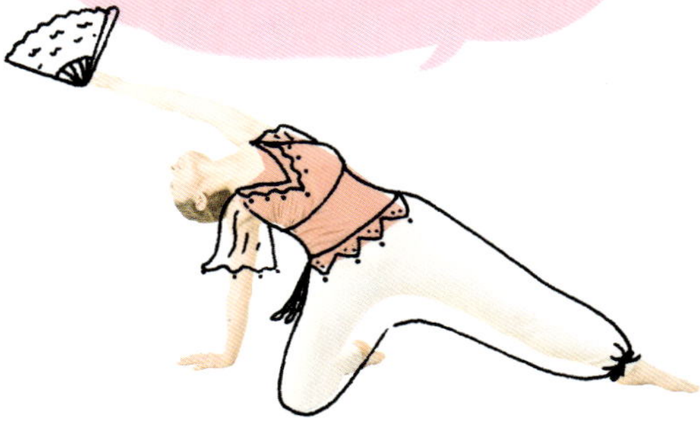

重心に注意しながら気もちよく体側を伸ばす

お尻をもちあげて、つま先から指先までの体側《たいそく》を伸ばします。胸も開くので呼吸が深まり、爽快感も得られるポーズです。重心が偏ると気もちよく伸びないので、力のかけ方に注意しながら行いましょう。

1 ［自然に呼吸］

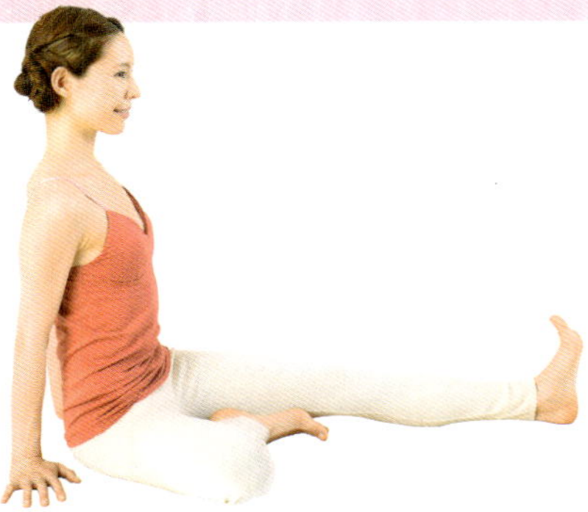

片脚を曲げて足裏を太ももへ

両脚をいったん前に伸ばして座ります。左脚は伸ばしたまま、右ひざを曲げて足裏が左太ももの内側につくようにします。

2 吸う→吐く

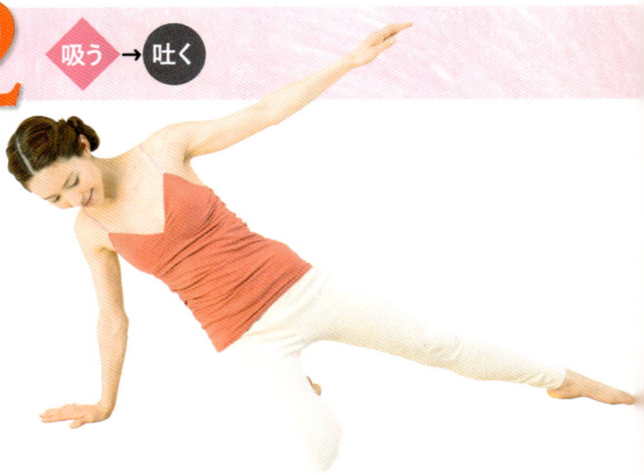

片手をあげてお尻を浮かせる

息を吸いながら右手をあげ、吐きながらお尻の後ろにつきます。重心を体の右側に移しつつお尻を浮かせていきます。

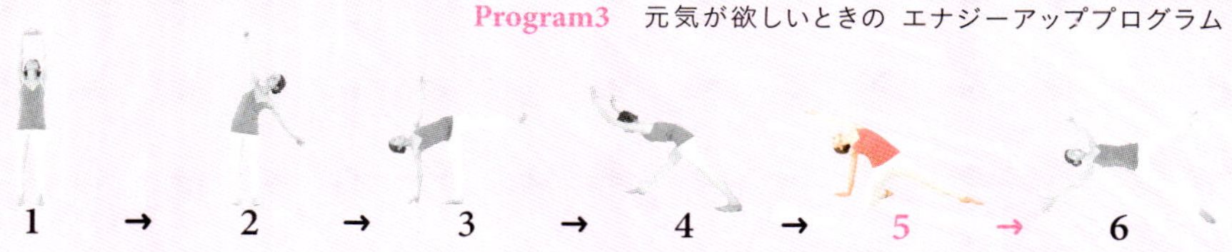
1 → 2 → 3 → 4 → 5 → 6

NG

手に体重をのせると体側が伸びない

床についた手に重心をかけると、お尻が充分にもちあがらず、体側が気もちよく伸びません。手首にも負担がかかりNG。

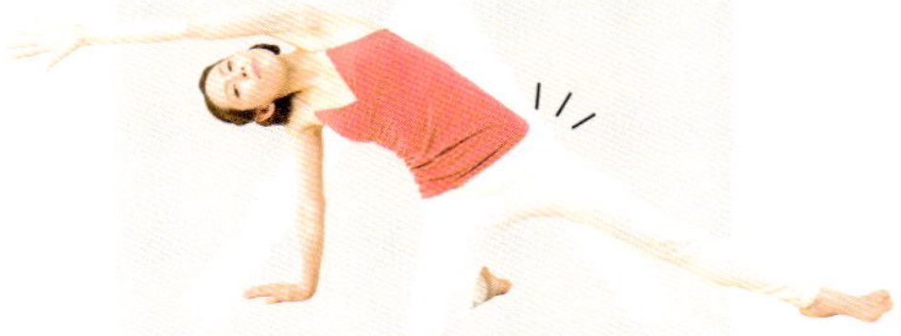

EASY

片ひざを立てるとラク

脚をまっすぐ伸ばすのがつらい人は、足首の真上にひざがくるように片ひざを曲げるとラク。

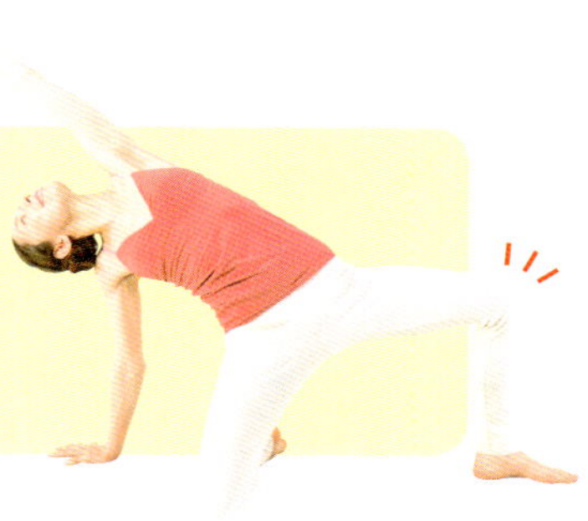

ココを意識！

体側につく筋肉すべてが伸びる

指先からつま先まで、全身の側面につく筋肉が気もちよく伸びるのを感じましょう。お尻をもちあげ、腕をあげる動きによって、疲れがたまりがちな腰や胸まわりもほぐれます。

FINISH

3

吸う ⇄ 吐く
[5回リピート]

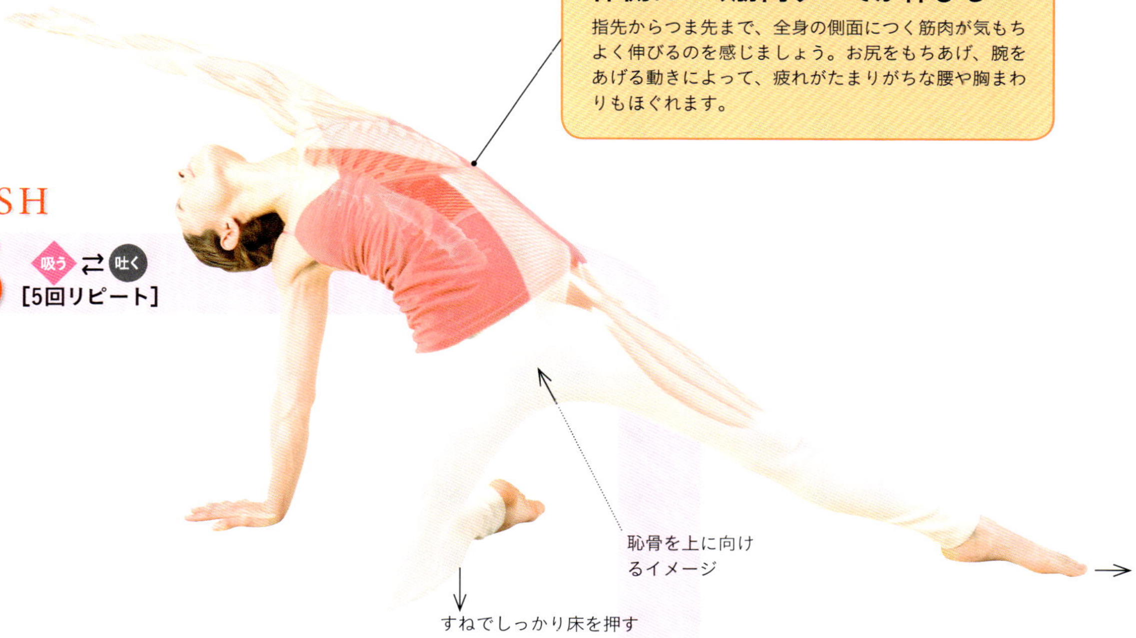
恥骨を上に向けるイメージ
すねでしっかり床を押す

体を大きく反らせる

右脚のすねに体重をのせ、左のつま先は床につけたまま伸ばします。左手を斜め後ろに大きく伸ばし、手のひらと顔を上に向けて。この姿勢で数呼吸。

反対側も同様に

つなぎのポーズ

下半身は1の姿勢に戻り、上半身は前屈。伸ばした体側を休めましょう。

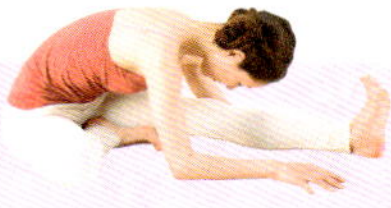

ヒトデのストレッチへ

6. 心身の原点回帰を促す

DVD ヒトデのストレッチ

Relax point

こんな人がこう変わる！

ものごとを論理的にとらえる思考パターンに慣れきっている人に。人間が本来もつ原始的な感覚を呼び覚まし、心や体の圧迫感をやわらげる。

[そのほかの効果]身体感覚の向上／血行促進／姿勢改善

IMAGE

伸縮するヒトデの動きをイメージして

中心から末端に向かって伸びたり縮んだりするヒトデのように、頭と腕、脚を５つの方向に気もちよく伸ばしましょう。

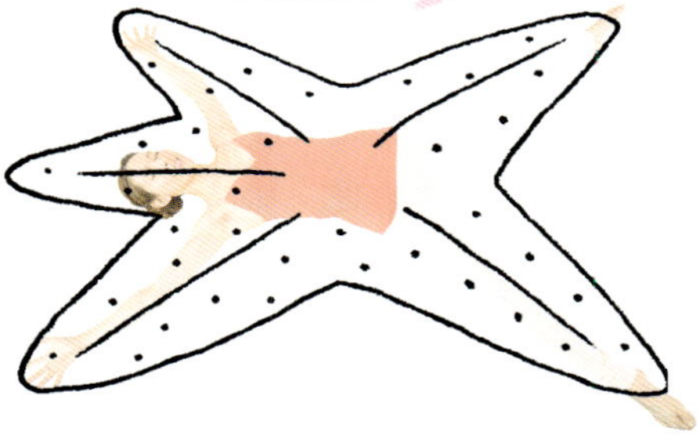

全身の動きを味わいながらすみずみまで意識を高める

体をキュッと縮めて、大きく広げる動きを、呼吸に合わせてくり返します。シンプルな動きだからこそ、細部にまで気を配りやすいポーズ。くり返し行い、全身の感覚を目覚めさせましょう。

1 吸う→吐く

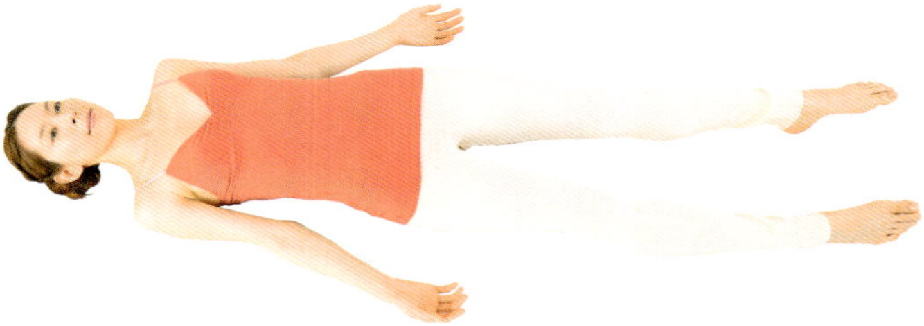

仰向けになる

寝転んでひと呼吸します。全身の力を抜き、リラックスしましょう。

2 吸う→吐く

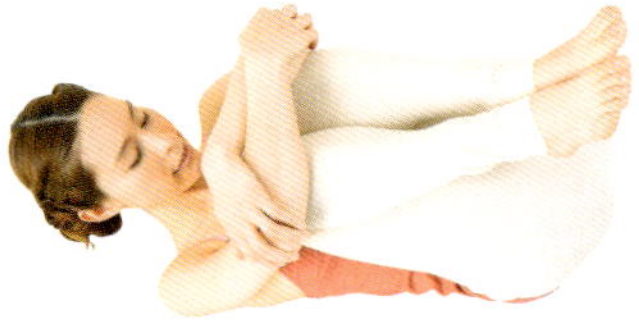

ひざを引き寄せて体を縮める

一度息を吸い、吐きながら両手で両ひざを胸に引き寄せます。体全体を丸めましょう。腹筋を使い、体を小さくしていきます。

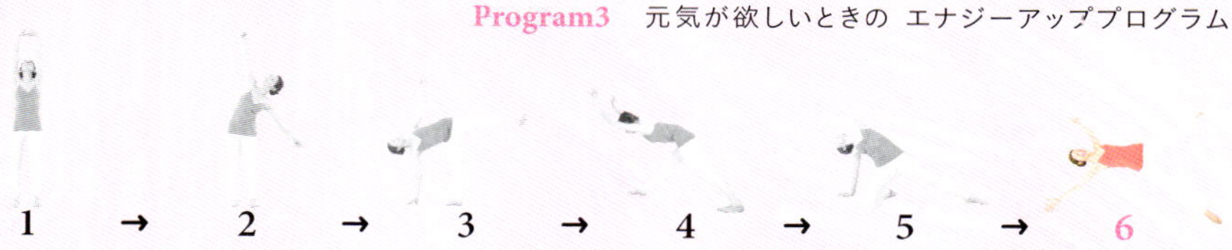

NG

力んでしまうとうまく伸びない

力が入りすぎている箇所があると、動きがぎこちなくなり、気もちよく伸ばせません。全身をやわらかく保って伸ばしましょう。

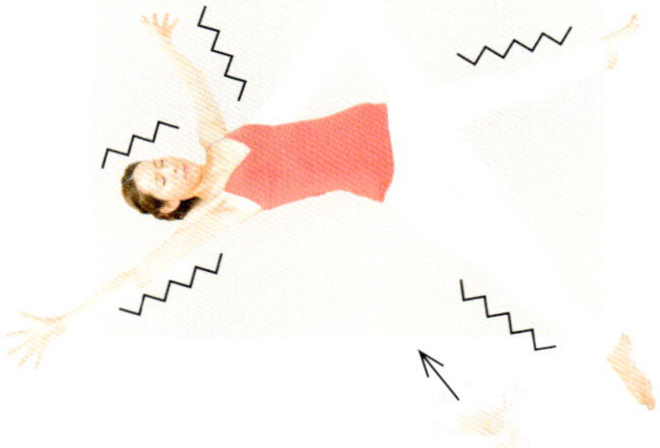

EASY

手と脚の幅をせばめるとラク！

手脚を「大」の字に広げにくい人は、気もちよく伸ばせる幅で行いましょう。

ココを意識！

全身をおおう筋膜が均一に伸びる

全身の筋肉は、筋膜というラップのような薄い膜でおおわれています。その膜が均一に広がるように意識しながら、全身を気もちよく伸ばしましょう。

FINISH 3 吸う

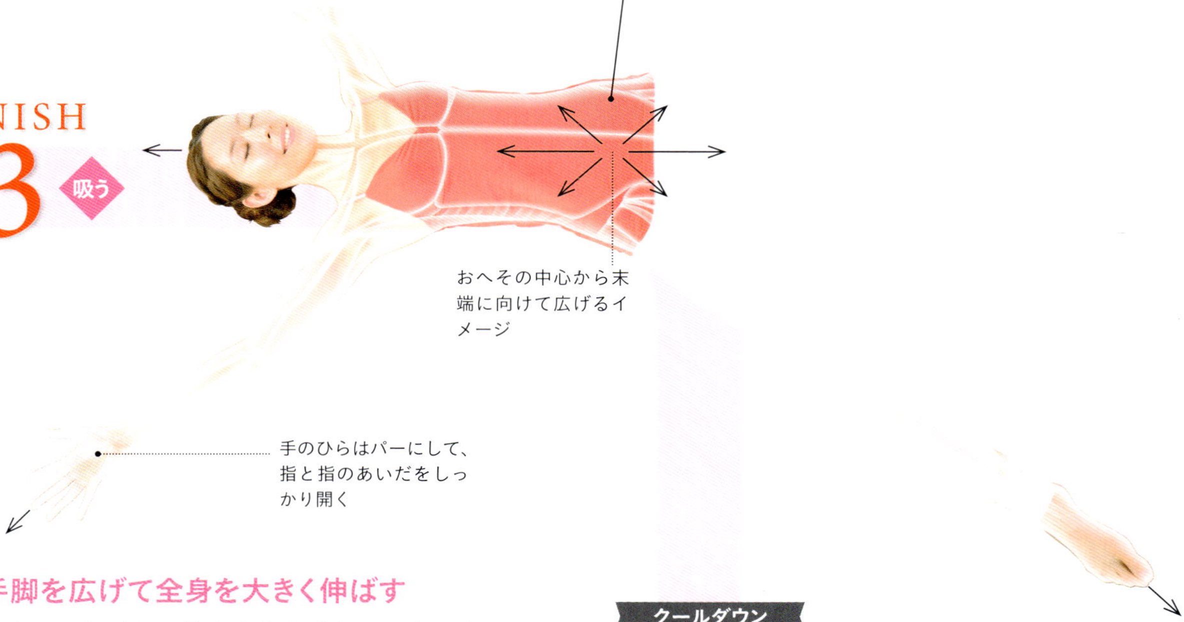

おへその中心から末端に向けて広げるイメージ

手のひらはパーにして、指と指のあいだをしっかり開く

手脚を広げて全身を大きく伸ばす

息を吸いながら、体を大きく「大」の字に広げます。手足の指と指のあいだも広げて、伸びきります。呼吸に合わせて **2** ⇔ **3** の動きを5回くり返しましょう。

クールダウン

仰向けになり、手脚を伸ばして数呼吸。全身を休めて余韻を味わいましょう。

RELAX YOGA COLUMN 4

オンとオフのバランスを見直そう

自分が大切と思うことにエネルギーを集中しがんばるのは、すばらしいと思います。私自身もむかしは、一日中仕事や遊びにのめり込み、疲れきるまでがんばりベッドに倒れ込む、という生活を続けていました。

当時は、最低限の睡眠時間や栄養機能食品、カフェインでこと足りている自分を「効率的でよくやっている」と思っていたのです。

けれども人は、だれもがオンタイムの活動でエネルギーを消耗します。そして、消耗したぶんを補うには、休息、睡眠、リラクセーションといったオフタイムが不可欠なのです。

夜眠る前に、携帯電話を充電する人は多いでしょう。長時間通話したり、携帯のアプリをたくさん立ちあげたりするほど、バッテリーの消耗は速いので、より注意深く早めに充電するのではないでしょうか。私たちのエネルギーも無限ではありません。人間はロボットではないのです（というか、ロボットでさえも作業する前にしっかり充電しています）。

人にはストックしているエネルギーもありますが、がんばる時間ばかりが長く、休息時間が短いとエネルギーを消費する一方です。その結果、老化が促され、気もちがキリキリとして、生活の質が落ちてしまうのです。

疲れているときほど、15分でも30分でも早くベッドに入りましょう。ストレスを感じるときほど、消化器官にも負担がかかっているので、温かいそばやうどんなどの消化によい食事を選び、よくかんで食べてください。

外で強い刺激を受けた日ほど、帰宅後にパソコンや携帯電話をいじる時間を控えめに。また、座りっぱなしの姿勢が続いた日は、お風呂につかったり、ヨガで全身をゆるませたりする時間が大切です。

がんばっている人はもちろん、育児や介護などでまわりの人の面倒をよくみている人ほど、これらのオフタイムが大切に。自分にやさしくする時間を、いまより少し長めにとるよう意識してはいかがでしょうか。

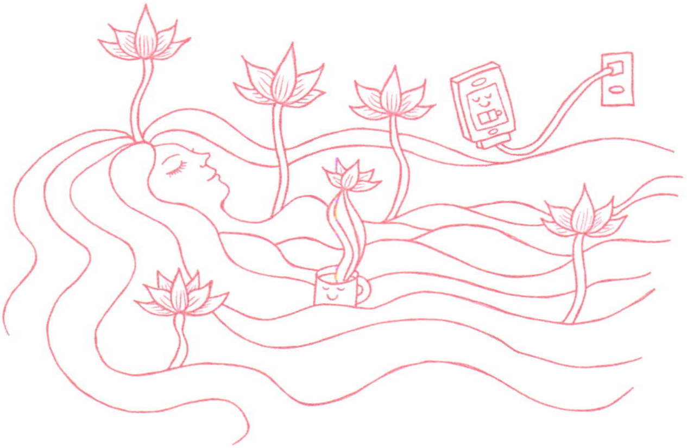

Program 4

あきらめない
強い心をつくるプログラム

目標に近づくために不可欠なのがねばり強さ、根性、そして集中力。
そんな心の強さを養うためのポーズを集めたプログラムです。

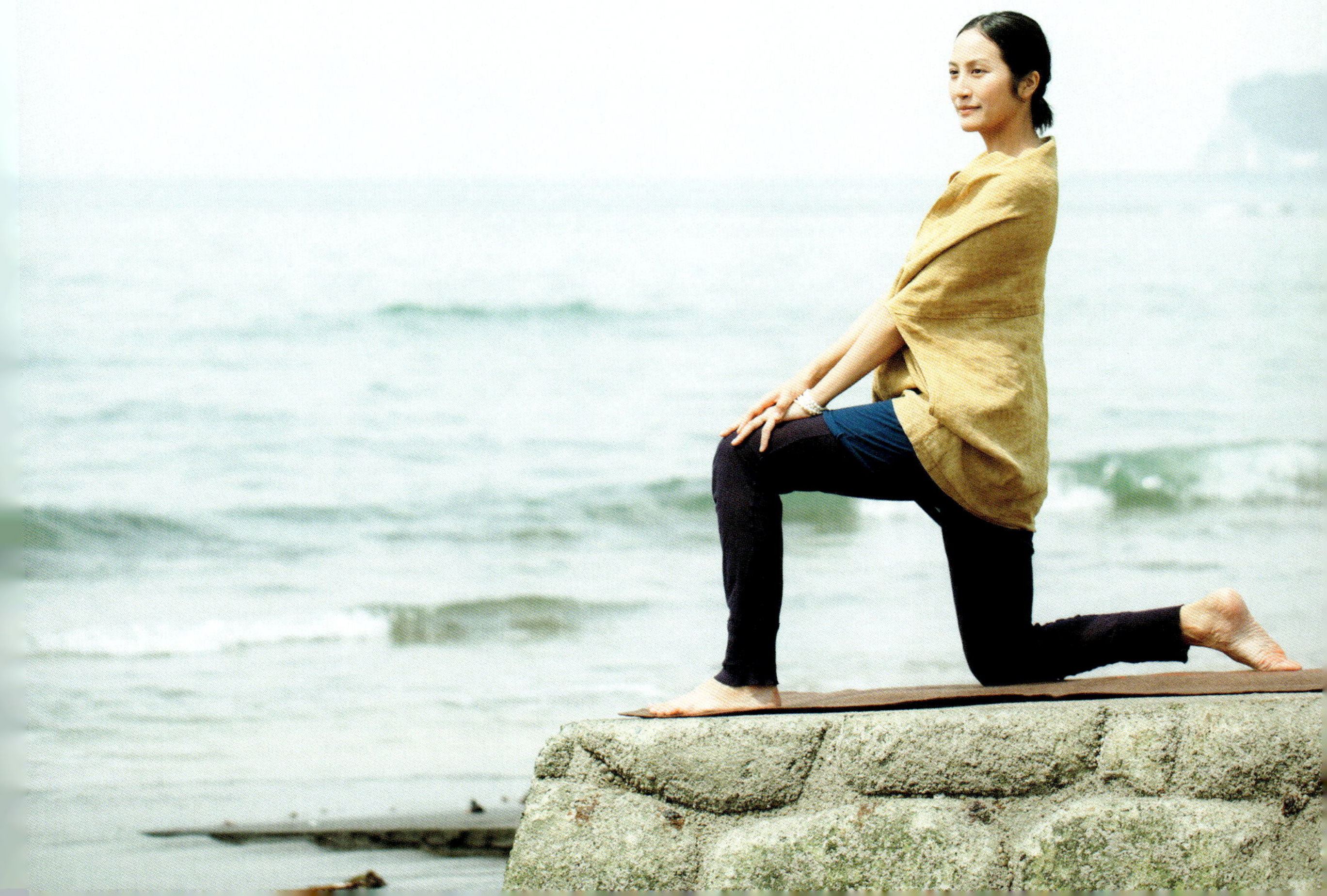

Program4　あきらめない強い心をつくるプログラム

このプログラムのねらい

強い意志力を身につけて 自信あふれる新しい自分に！

精神と肉体の両面を強くする
ポーズを集めたプログラムです。
どれも難しいポーズではないものの
正しい姿勢をキープするには
集中力と粘りが必要とされます。
自分自身を成長させたい人に。

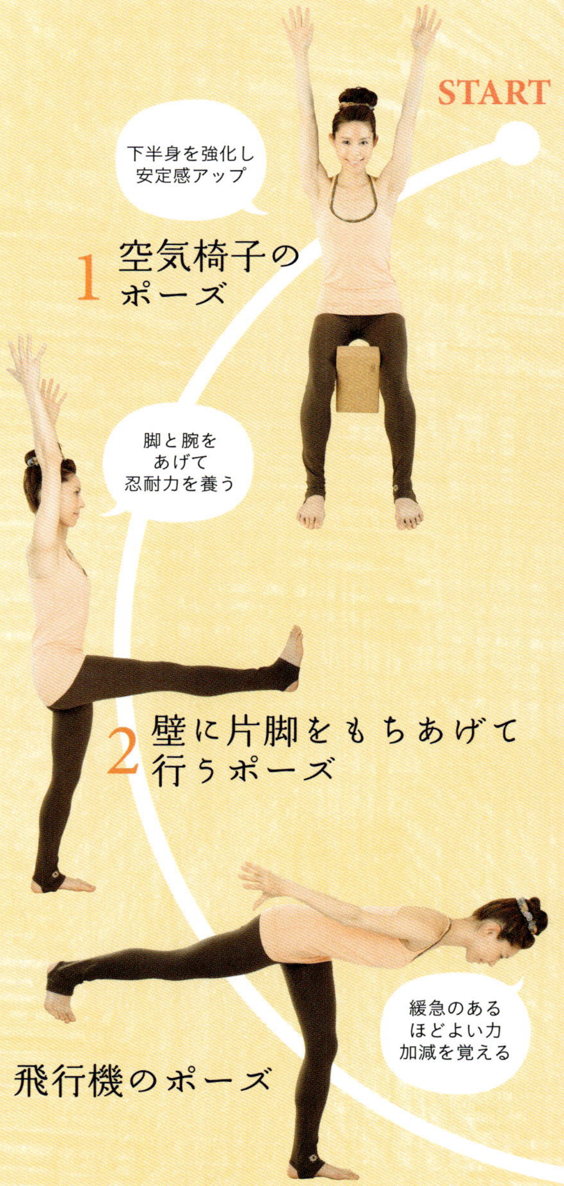
START
下半身を強化し
安定感アップ
脚と腕を
あげて
忍耐力を養う
緩急のある
ほどよい力
加減を覚える

1 空気椅子のポーズ

2 壁に片脚をもちあげて行うポーズ

3 飛行機のポーズ

香先生のハートフルメッセージ

　大人になると自分で自分の限界を設定してしまい、ちょっとしんどいことがあるとすぐ「私には無理！」と決めつけがちです。決まった行動パターンで過ごす毎日はたしかに心が穏やかかもしれませんが、とくに何も残らないことも多いものです。ヨガをした翌日、ちょっぴり筋肉痛になるのは、自分のコリ固まったパターンから一歩踏み出した体の使い方ができている証《あかし》でもあり、私は少しうれしく感じます。みなさんはいかがですか？

Program4を行うと……

- 最後までやりきる粘り強さと集中力が養われる
- 達成感が味わえる
- 気もちが明るく前向きになる
- 全身が活性化して血行が改善する

準備するもの
ブロック
(P.76～77で使用)

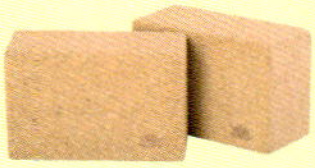

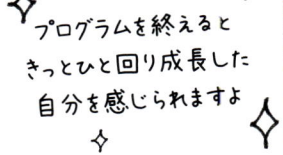

FINISH

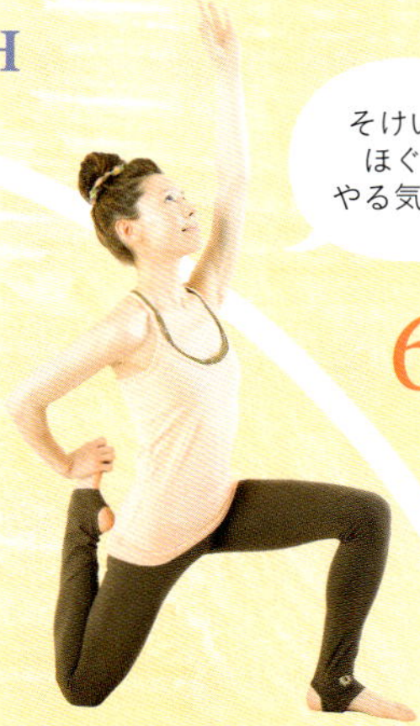

そけい部を
ほぐして
やる気アップ

6 月を仰ぎ見るポーズ

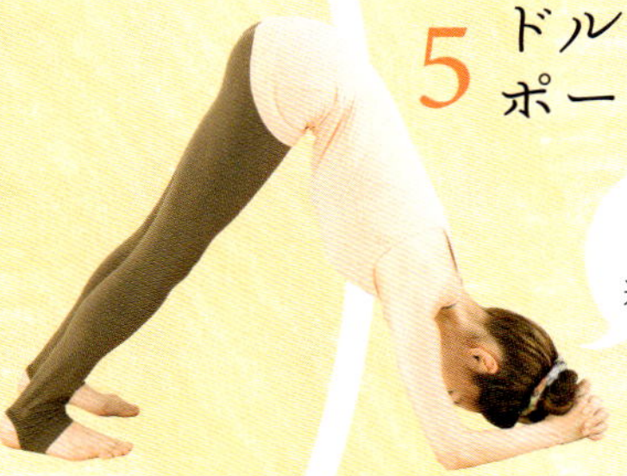

5 ドルフィンのポーズ

全身の力を
使って
達成感を得る

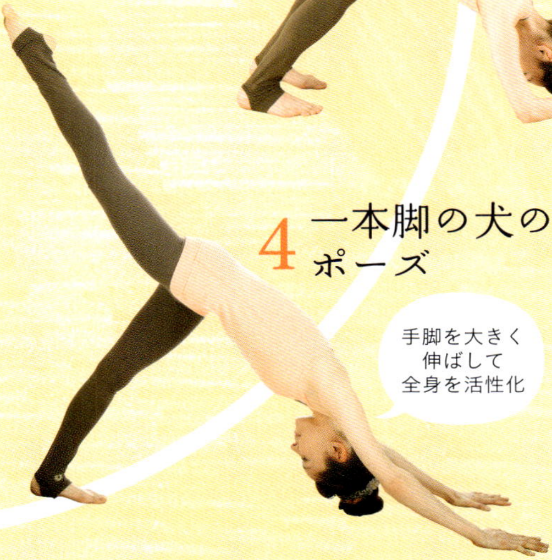

4 一本脚の犬のポーズ

手脚を大きく
伸ばして
全身を活性化

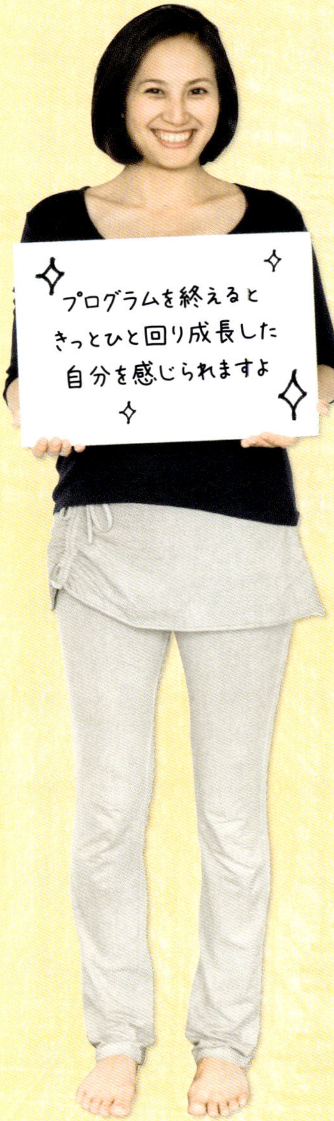
プログラムを終えると
きっとひと回り成長した
自分を感じられますよ

1 地に足がついた感覚を高める

DVD 空気椅子のポーズ

Relax point

こんな人がこう変わる！

あれもこれもやらなきゃ……と、そわそわした状態の人に。「いま、ここ」にいる落ち着きを取り戻し、大地に根を下ろした安定感をもたらす。

[そのほかの効果] 足腰の強化／コアの強化／全身を温める

IMAGE

ロケット発射時の進む力をイメージ

下向きに噴射する炎の力で、宇宙に突き進むロケットのように、下半身を強化することで生じる上向きの力を感じて。

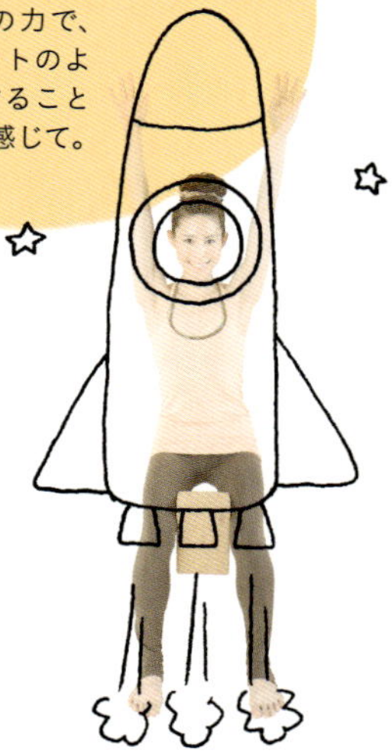

体の土台と芯を強化し安定させる

体の土台である下半身と、芯であるコアが不安定だと、心と体は落ち着かない状態に。このポーズでは、土台と芯を強化し、地に足がついた感覚を養います。そこから、目的に向かって進む粘り強さも生まれます。

1 [自然に呼吸]

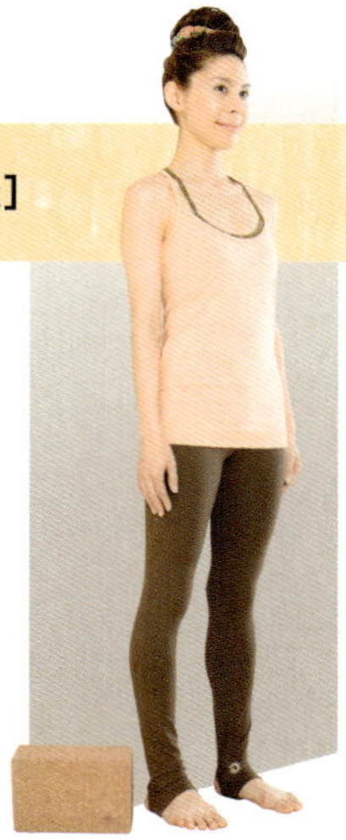

背中を壁につけて立つ

ブロックを準備します。背中とお尻を壁につけ、脚を腰幅に開いて立ちます。

※ブロックのない人はP.19を参照

2 [自然に呼吸]

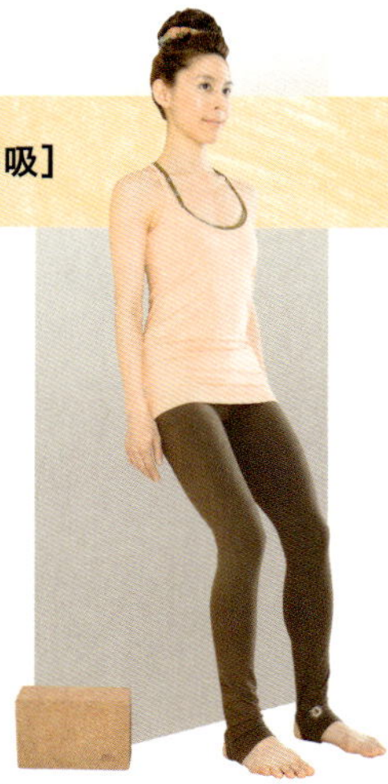

腰を沈めていく

背中とお尻を壁につけたまま、足を少しずつ前に歩かせ、腰を沈めていきます。つま先は正面に向けて。

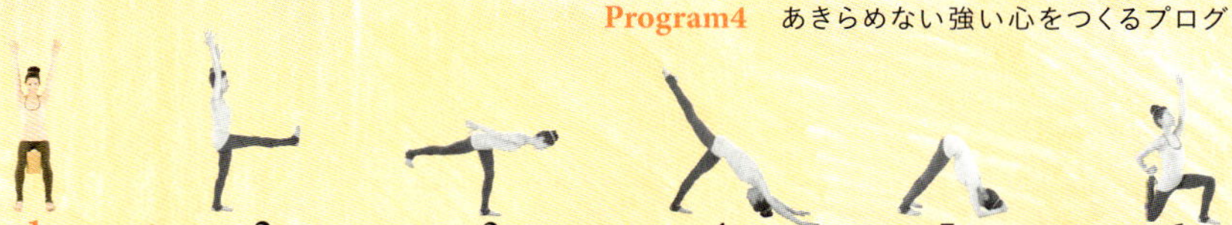
1 → 2 → 3 → 4 → 5 → 6

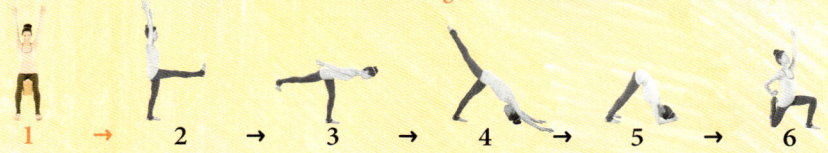

NG

ひざが正面からずれるとケガの元

ひざが外側（または内側）に回ったまま腰を沈めると、ひざに負担がかかりケガの原因に。腰が反りすぎるのもNG。

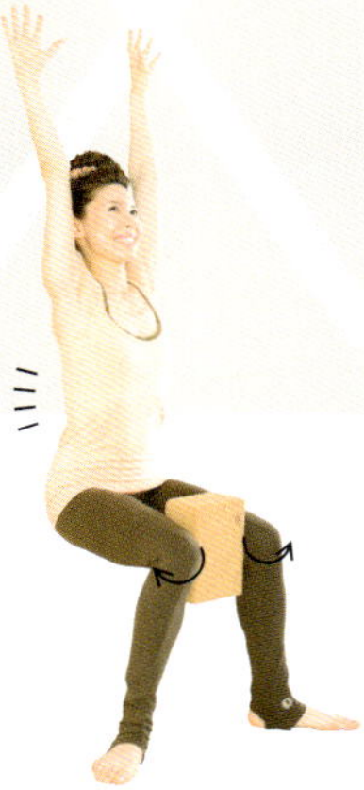

EASY

腰を深く沈めないとラク

腰を沈めるのを浅くするとラク。両手をあげるのがつらい人は、胸の前で合わせてもOK。

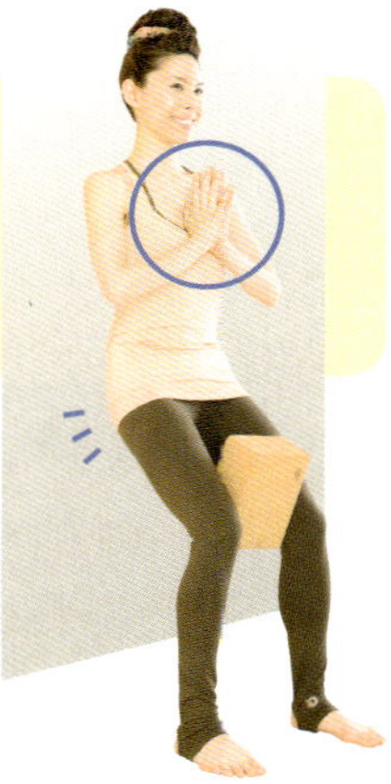

FINISH 3

吸う ⇄ 吐く

[5回リピート]

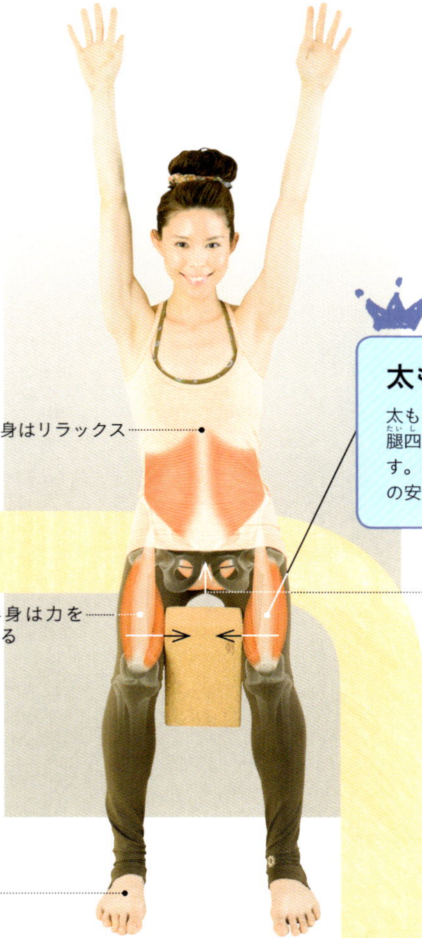
上半身はリラックス
下半身は力を込める
吐きながらブロックを締め、骨盤底筋を引きあげる
重心はつま先とかかとに。体重を左右均等にのせて

ココを意識！

太もも前面とコアが強化される

太ももをグッと締めることで、太ももの前面につく大《だい》腿《たい》四《し》頭《とう》筋《きん》と、骨盤まわりのコアマッスルが強化されます。締めている部位に意識を向けながら行い、下半身の安定した強さを生み出しましょう。

ブロックをはさんでキープ

太ももが床と平行になるまで腰を沈めたら、太もものあいだにブロックをはさみ、両手をあげて。息を吸うときによけいな力を抜いて、吐きながらブロックを締めます。これを数呼吸くり返して。

つなぎのポーズ

手脚をぶらぶらと動かして緊張をほぐしましょう。

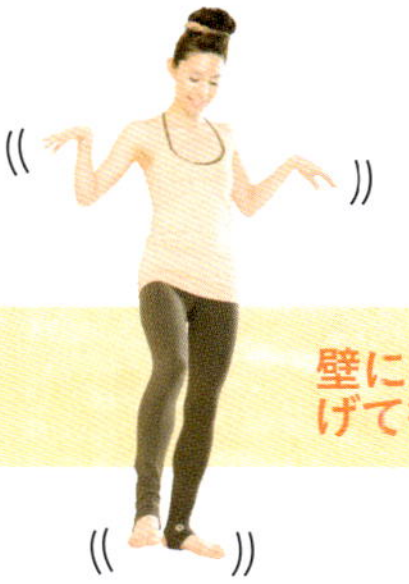

壁に片脚をもちあげて行うポーズへ

2. 確固たる忍耐力を養う

DVD 壁に片脚をもちあげて行うポーズ

Relax point

こんな人がこう変わる！

ラクな手段を選びがちな人や、つらいことに直面するとつい現実逃避してしまう人に。忍耐力を養い、困難を乗り越える喜びに気づかせてくれるポーズ。

[そのほかの効果]コアの強化／血行促進／バランス感覚アップ／骨密度アップ

IMAGE

炎に包まれた火の精になった気分で

全身が炎に包まれた火の精になったイメージ。忍耐のいる姿勢からわき起こるエネルギーを感じましょう。

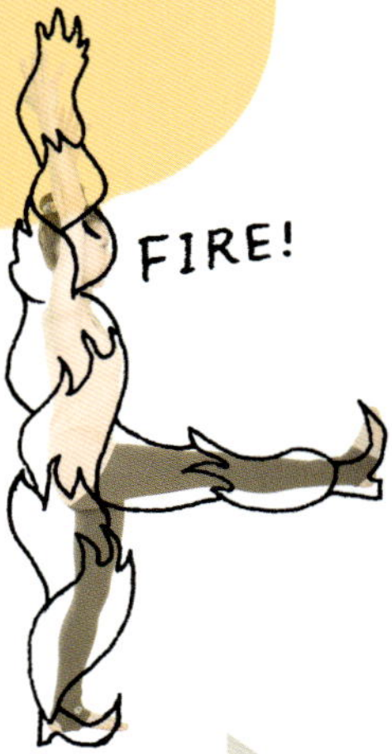

つらいポーズだからこそ精神・肉体両面の鍛錬に

脚と腕をあげるという重力に抗《あらが》う姿勢をとるこのポーズは、途中でつらいと感じて逃げ出したくなるかもしれません。そこをグッとこらえる練習を行ううちに、精神的にも肉体的にも強くなれます。

1 [自然に呼吸]

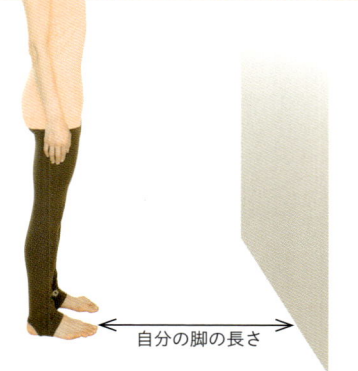

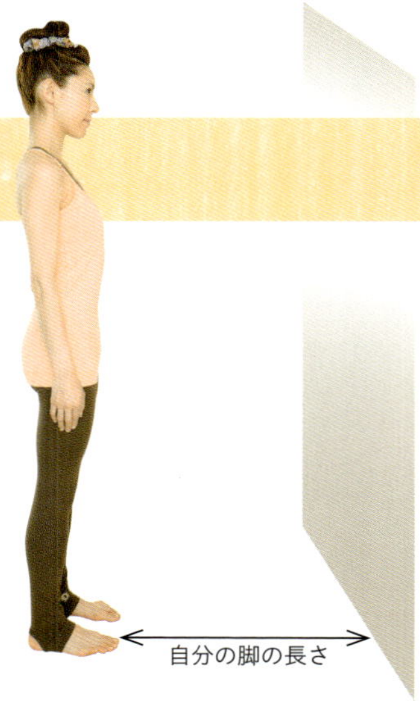

壁の正面に立つ

壁から脚１本ぶん離れた位置に立ちます。脚は腰幅に開きましょう。

2 [自然に呼吸]

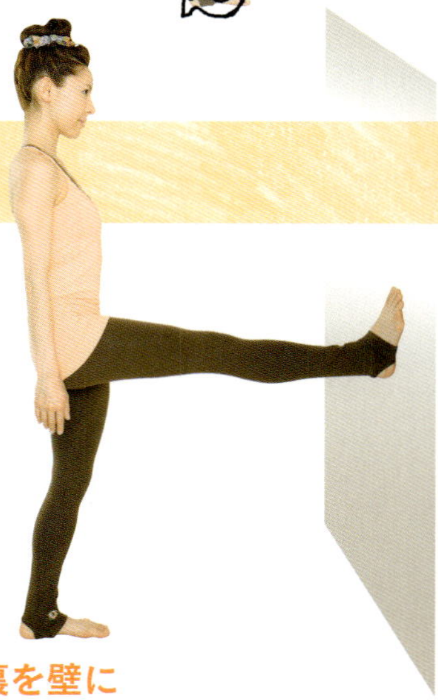

片脚をあげて足裏を壁に

脚を腰幅に開いたまま、右脚を腰の高さまでもちあげます。つま先を上に向け、足裏をピタリと壁につけます。

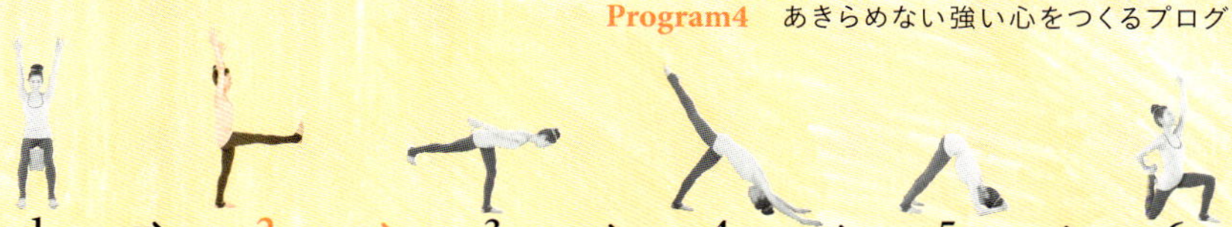
1 → 2 → 3 → 4 → 5 → 6

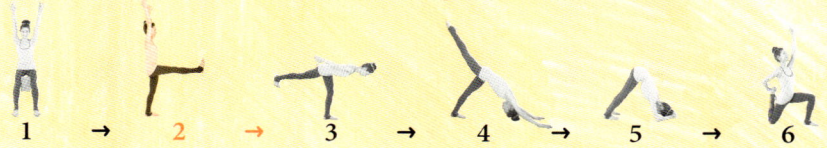

NG

腰が左右非対称になると効果ダウン

左右の腰の高さがずれると、骨盤がねじれて効果減。つま先が斜めになるのは、骨盤がねじれている証拠です。

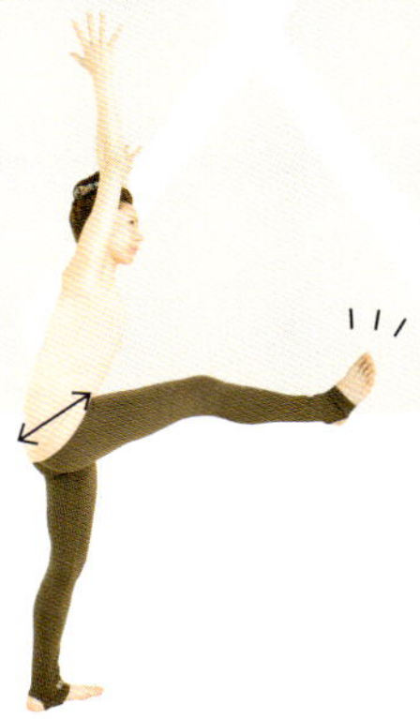

EASY

脚を低い位置で壁につけるとラク

脚を低くあげ、ひざを曲げて壁につけるとラク。手は腰にあて骨盤の向きを調整してもOK。

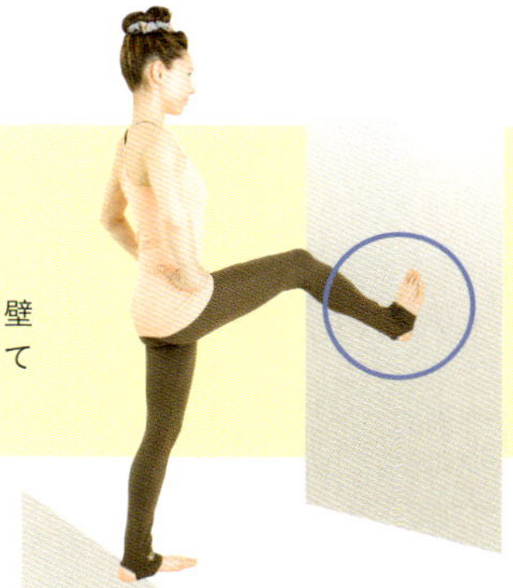

ココを意識！

骨盤や股関節まわりが刺激される

全身の筋肉を使うポーズですが、とくに骨盤や股関節まわりのコアマッスルや、あげた脚の太もも前面につく大腿《だいたい》四《し》頭筋《とうきん》などが刺激されます。ポーズをほどいた瞬間にドッと血がめぐる感覚も味わって。

FINISH 3

吸う → 吐く → 吸う ⇄ 吐く [5回リピート]

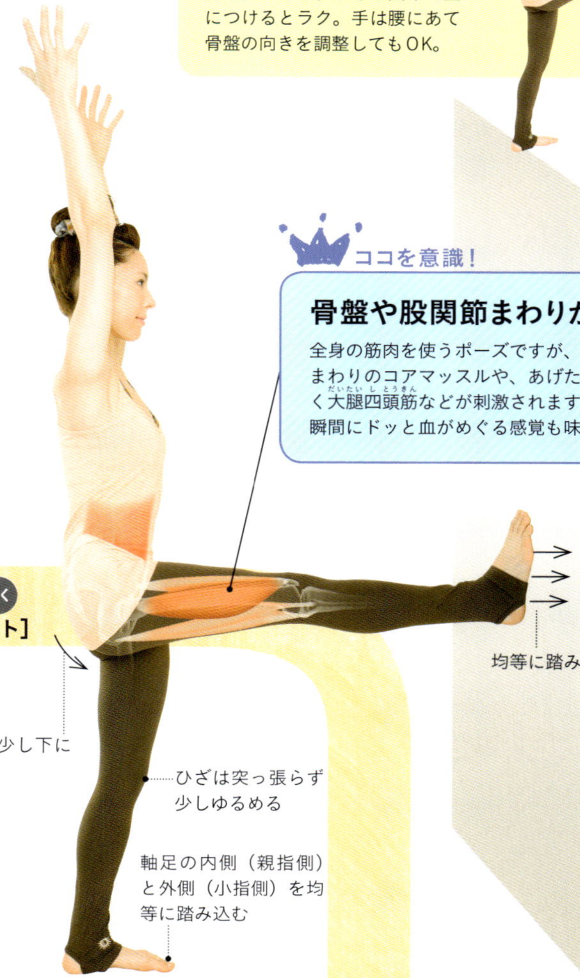
均等に踏み込む
お尻の穴を少し下に向ける
ひざは突っ張らず少しゆるめる
軸足の内側（親指側）と外側（小指側）を均等に踏み込む

脚を踏み込み両手をあげる

一度息を吸って、吐きながら右脚で壁を押し、左脚で床を踏み込みます。両手は上に伸ばし、その姿勢のまま数呼吸くり返しましょう。

反対側も同様に

つなぎのポーズ

手を壁につき、足を少し後ろに歩かせて上半身を90°前屈してひと休み。

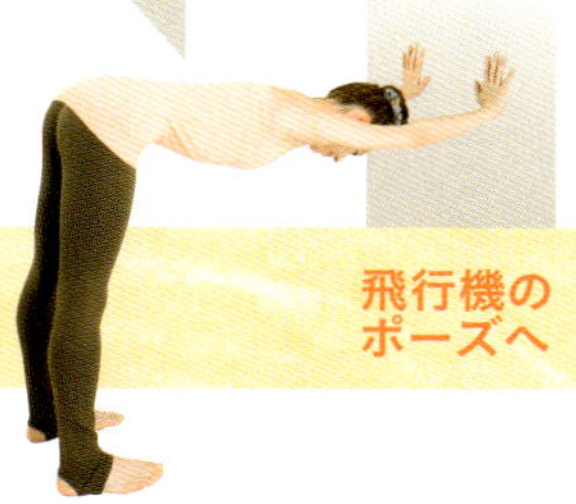

飛行機のポーズへ

3. ほどよい力加減を身につける

DVD 飛行機のポーズ

Relax point

こんな人がこう変わる！

いつもついがんばりすぎてしまう人に。力むべきところと力を抜いてもいいところの、緩急のバランスが大切なことを気づかせてくれる。

[そのほかの効果] 腹筋強化／コア強化／背中の引き締め／ヒップアップ

IMAGE

軽やかに空を進む飛行機のように

軸脚とコアのサポートのもと、あげた脚と上半身は、空を飛ぶ飛行機のようなのびのびとしたイメージで伸ばしましょう。

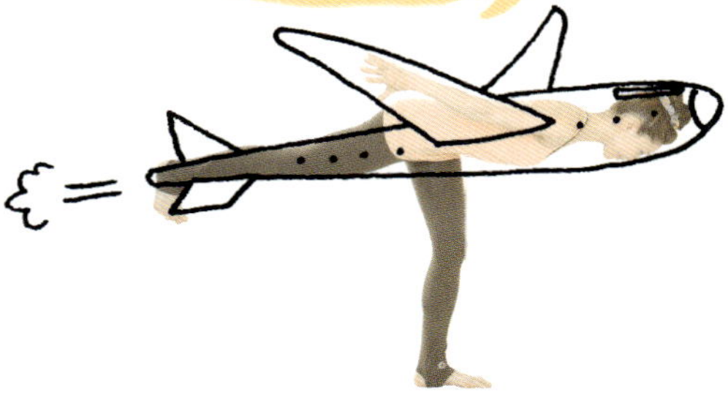

軸脚とコアは強く
上半身はリラックスさせて

全身を支える軸脚と体幹部には力をグッと込め、あげた脚と上半身は力を抜いてのびのびと伸ばします。力の入れ具合に、強弱をつけることが肝心です。力加減を調節しながら行いましょう。

1 吸う→吐く

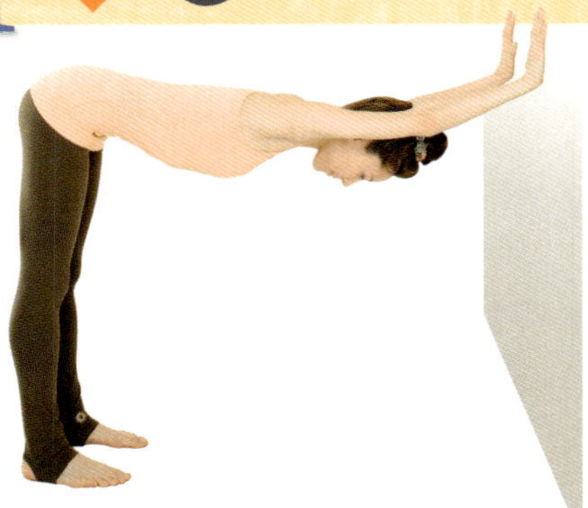

上半身を床と平行に

壁の正面に立ち、腰の高さで手を壁につきます。足を後ろに歩かせ、上半身と床が平行になる位置まで下がり、ひと呼吸します。

※"壁に片脚をもちあげて行うポーズ"から連続して行う際は、このステップは省略してください。

2 吸う→吐く

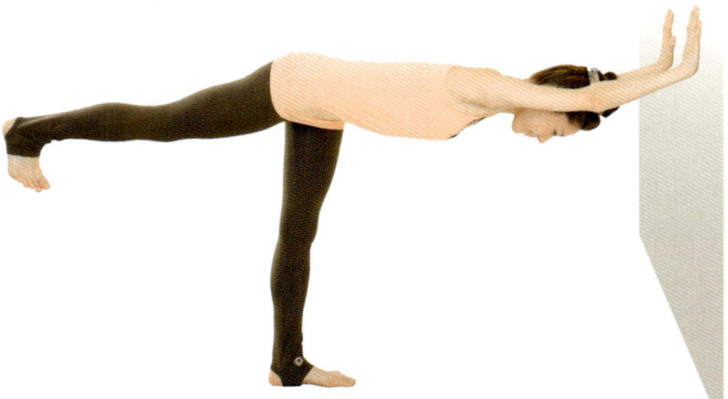

片脚をもちあげる

一度息を吸い、吐きながら右脚をお尻の高さまで、ゆっくりともちあげます。

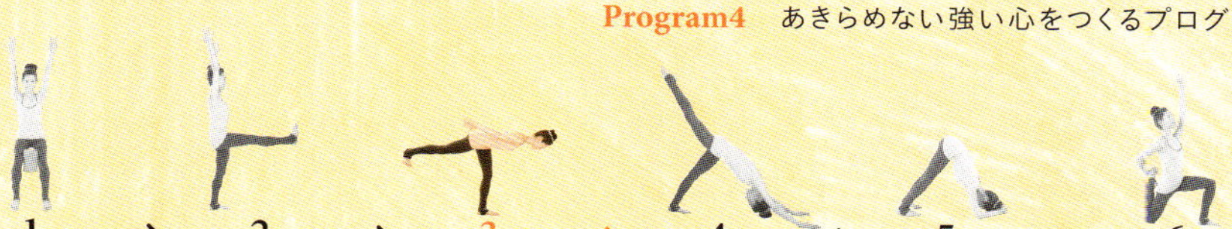
1 → 2 → 3 → 4 → 5 → 6

NG

骨盤がずれると気もちよく伸びない

骨盤の高さに左右差が出たり、あげた脚が外旋《がいせん》して骨盤が開いたりすると、体幹に力が入らず、気もちよく伸びません。

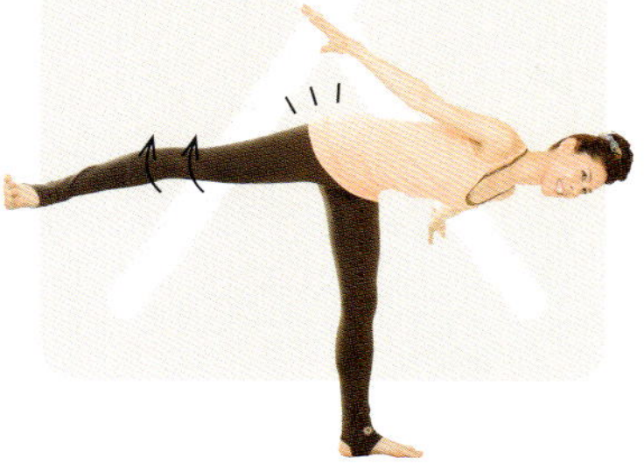

EASY

片手をついて行うと安定する

両手を離すとフラついてしまう人は、あげた脚と反対側の手を壁について行いましょう。

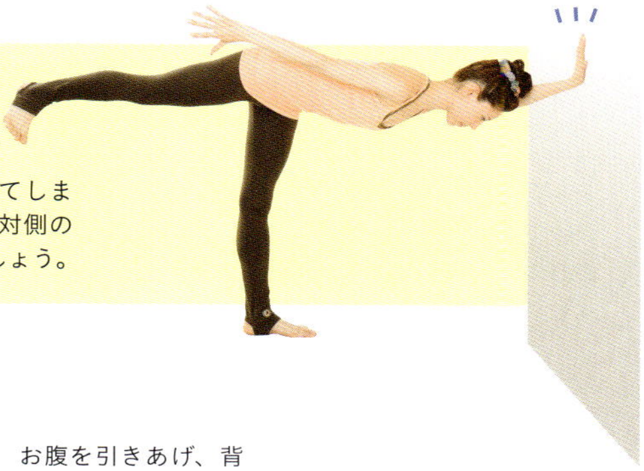

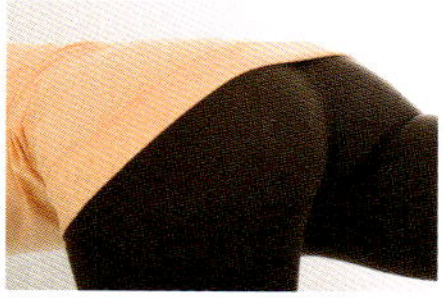

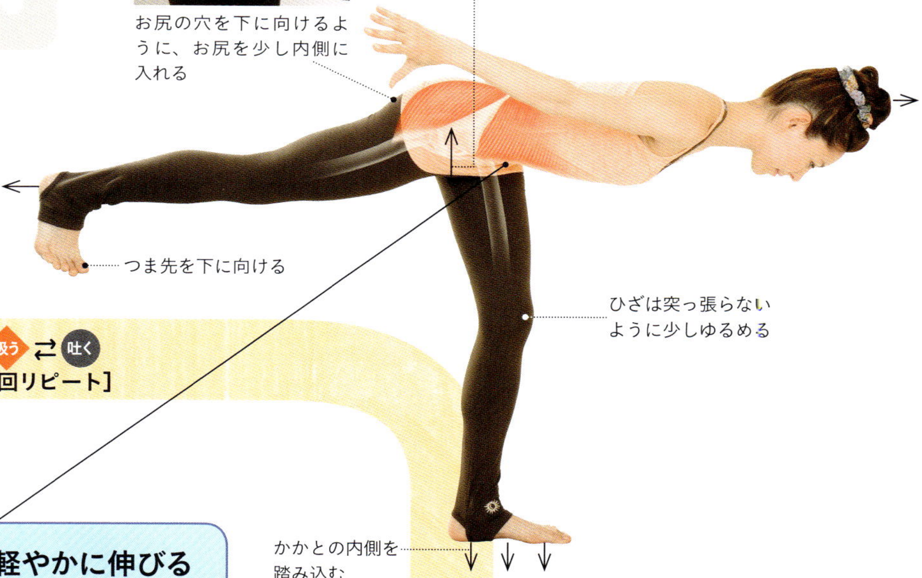
お腹を引きあげ、背中のほうに近づける
お尻の穴を下に向けるように、お尻を少し内側に入れる
つま先を下に向ける
ひざは突っ張らないように少しゆるめる
かかとの内側を踏み込む

FINISH

3

吸う → 吐く → 吸う ⇄ 吐く
[5回リピート]

ココを意識！

体幹が安定すると軽やかに伸びる

あげた脚のお尻につく大臀筋《だいでんきん》とともに、骨盤まわりの体幹部につくコアマッスルもしっかり働かせて。体幹を安定させることで、伸ばした脚と上半身が軽やかに伸びるのを感じましょう。

両手を後ろに伸ばす

片脚立ちが安定したところで、一度息を吸い、吐きながら両手を壁から離して、背中側に伸ばします。この姿勢で数呼吸くり返して。

反対側も同様に

つなぎのポーズ

手を壁についたまま、開脚してお尻を下ろし、スクワットの姿勢でひと休み。

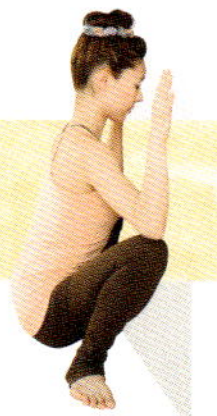

一本脚の犬のポーズへ

4 不屈の活力がわき起こる

DVD 一本脚の犬のポーズ

Relax point

こんな人がこう変わる！

困難に打ち勝ってものごとをやりとげたいときや、嵐が吹き荒れても負けない力強さが欲しいときに、自信と活力を与えてくれる。気分転換にも。

［そのほかの効果］腰痛予防／上半身の強化

IMAGE

壁に潜む忍者になったイメージ

壁と一体化して潜んでいる忍者になったつもりで、つま先から手の先までまっすぐに伸ばした姿勢を保ちましょう。

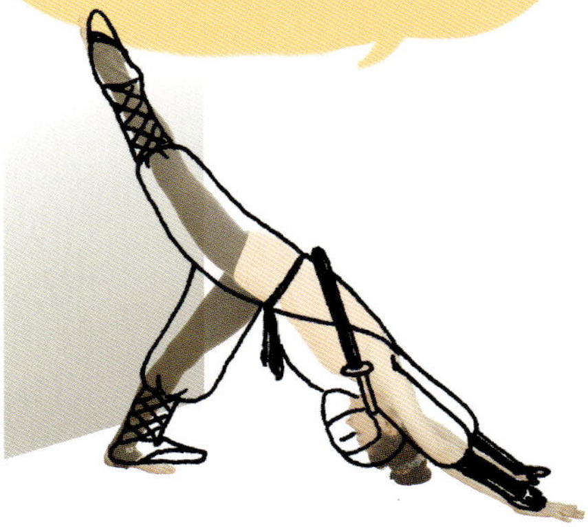

壁を使って正しく伸ばすと全身がスッキリ&活性化

壁に沿わせたつま先から脚、背中、腕がなめらかな直線になるようキープすることで、全身が活性化するポーズです。一見むずかしそうですが、壁を利用すると、正しいポジションがとりやすくなります。

1 ［自然に呼吸］

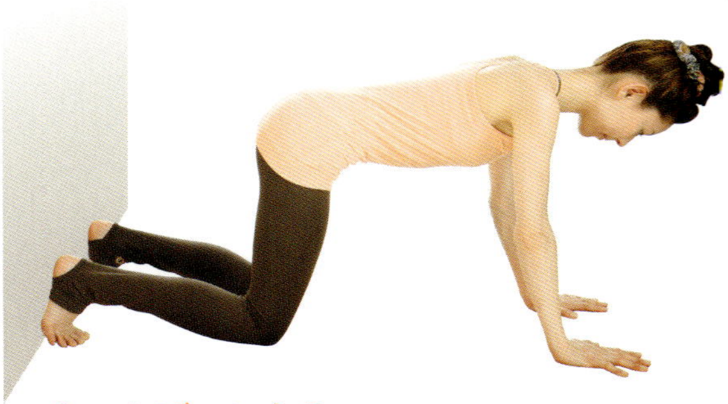

よつんばいになる

壁に背を向けてよつんばいの姿勢になります。つま先を立て、かかとを壁に。ひざは腰幅に、腕は肩幅に広げ、手のひらを広げて床につけます。

2 吸う→吐く

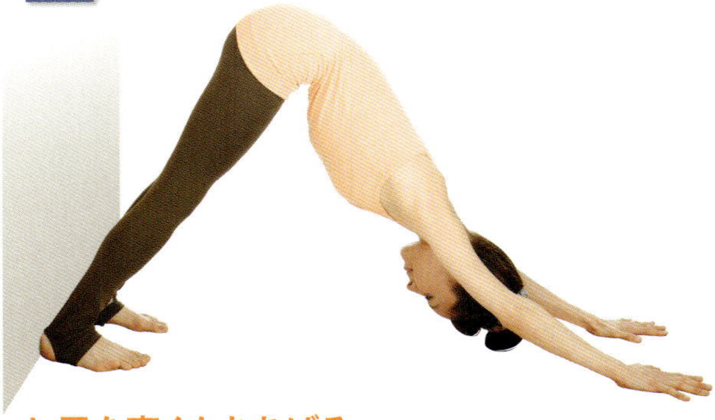

お尻を高くもちあげる

一度息を吸い、吐きながら手を肩下より少し前に歩かせ、お尻をもちあげます。できればかかとは床に伸ばしましょう。

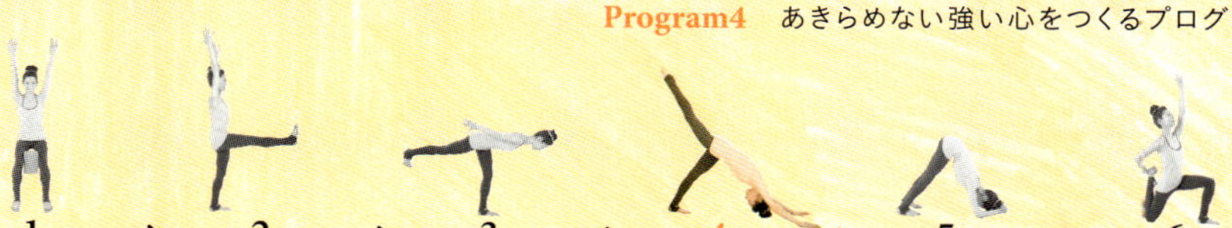
1 → 2 → 3 → 4 → 5 → 6

NG

脚の力を使わずに行うとケガの元に

両脚をしっかり使わないと肩や手首に負担がかかり、ケガの原因に。脚が外向きに回って骨盤が開いてしまうのもNG。

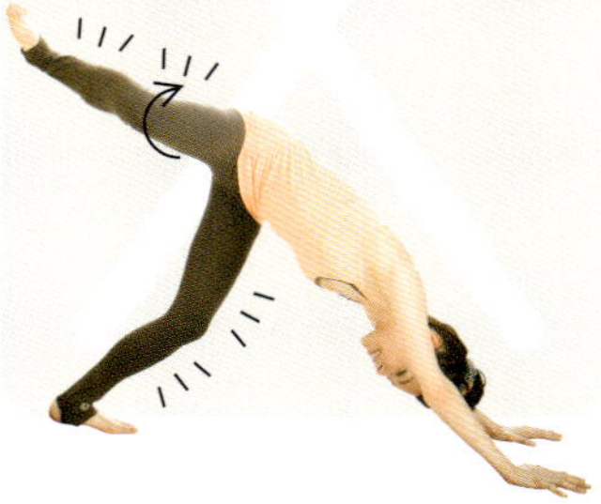

EASY

軸脚と手を壁から離すとラク

壁から軸脚と両手を遠ざけ低い位置で足を壁につくと、下半身の傾斜がゆるくなりラクに行えます。

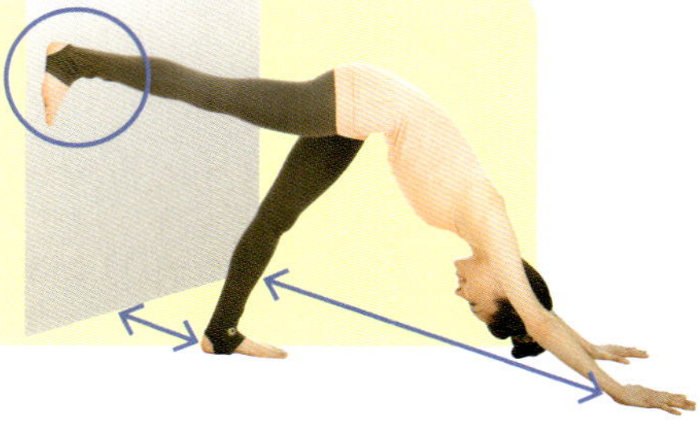

ココを意識！

両脚を使ってなだらかな坂に

つま先から手の先が、なだらかな坂になるよう一直線に伸ばして。とくに軸脚のふくらはぎからアキレス腱《けん》、あげた脚の太ももからわき腹にかけての部分が刺激されます。

FINISH

3

吸う → 吐く → 吸う ⇄ 吐く [5回リピート]

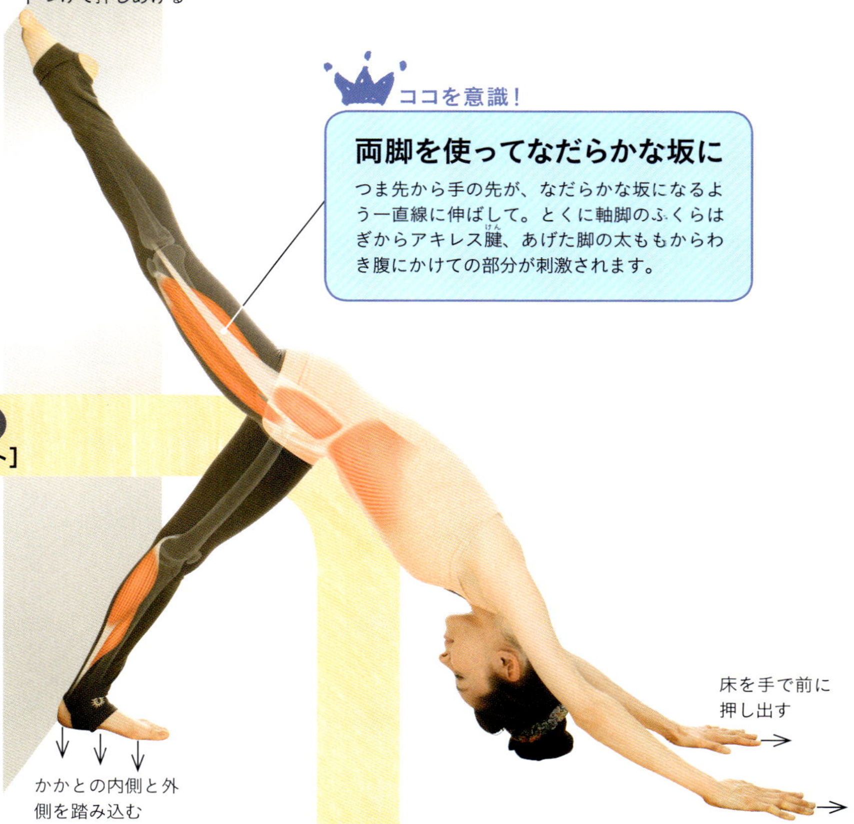
足の甲を均等に壁につけて押しあげる
床を手で前に押し出す
かかとの内側と外側を踏み込む

片脚を壁づたいにあげる

一度息を吸い、吐きながら右足の甲を壁に沿わせてあげていきます。重心を下半身に移し、腰を壁に近づけて。この姿勢で数呼吸くり返しましょう。

反対側も同様に

つなぎのポーズ

壁に向かって前屈し、後ろ頭と背中を壁につけてひと休み。

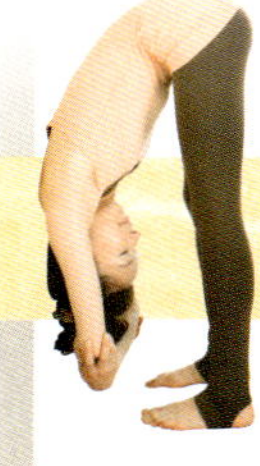

ドルフィンのポーズへ

5. やりとげる力を引き出す

DVD ドルフィンのポーズ

Relax point

こんな人がこう変わる！

いつも途中で逃げてしまう人や、自信がなくすぐあきらめてしまう人に、達成感を得る喜びを教えてくれるポーズ。晴れやかな気分になりたいときにも。

［そのほかの効果］体を温める／血行促進／集中力アップ／コア強化

IMAGE

**吊り橋のような
バランスを保って**

左右対称のバランスを保った吊り橋をイメージしながら、お尻を支点に体を折り曲げ、床との接地面で重力を感じましょう。

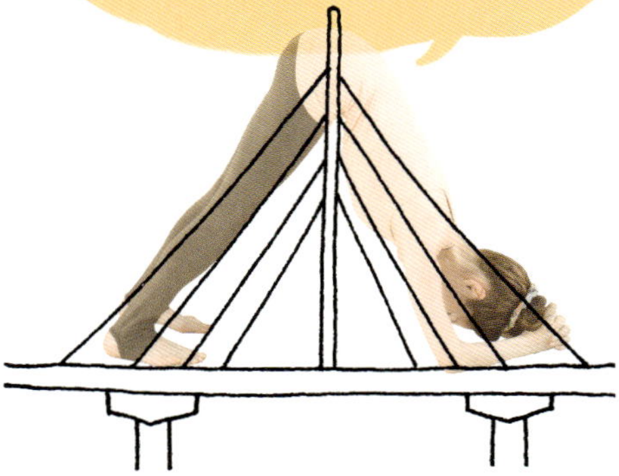

全身の力が必要なぶん 達成感が大きいポーズ

体に傾斜をつけてひじと足を強く引き合う、筋力と粘り強さが不可欠なポーズ。そのぶん、ポーズをほどいた瞬間の達成感は大きいはず。血のめぐりがよくなり、体がぽかぽかする感覚も味わって。

1 ［自然に呼吸］

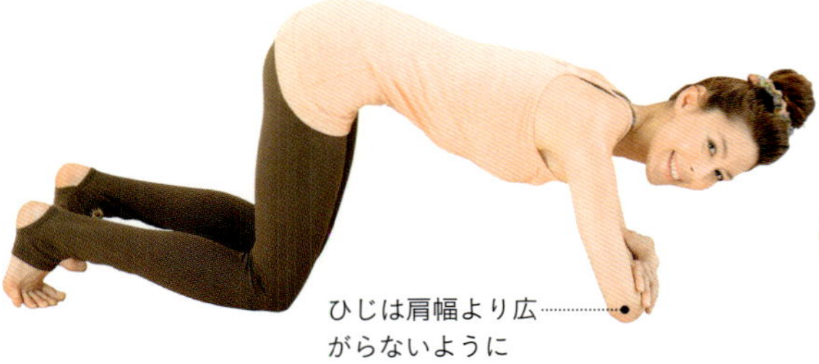

よつんばいでひじをつかむ

よつんばいの姿勢になり、ひじを反対の手でつかみます。

2 吸う→吐く

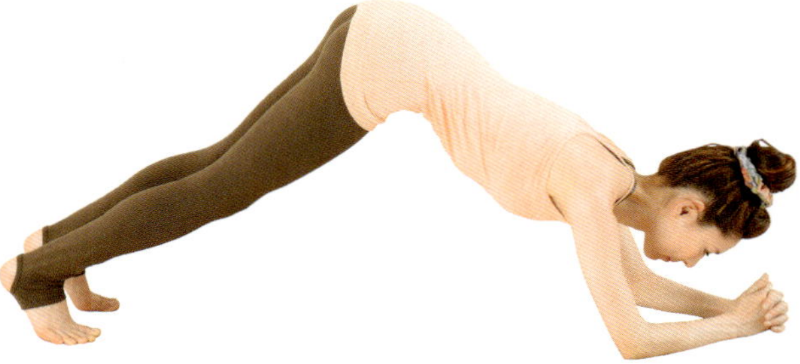

ひざとお尻をもちあげる

ひじの位置はそのまま、手をしっかりと組んでから、一度息を吸い、吐きながら足を前に歩かせ、ひざとお尻をもちあげていきます。

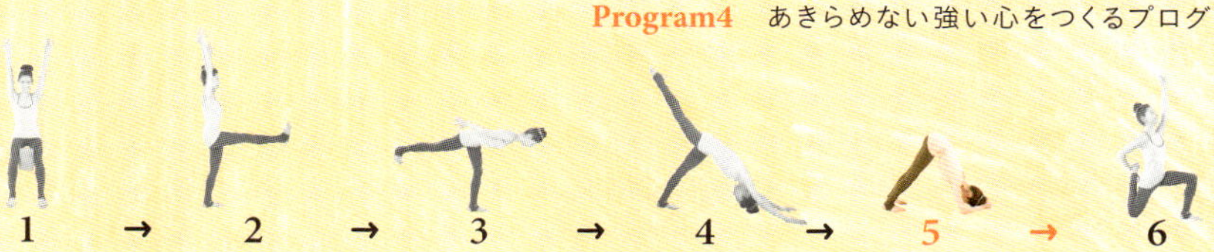
1 → 2 → 3 → 4 → 5 → 6

NG

ひざが割れると引き合う力が半減

ひざのあいだが開いてしまうと、体を中心に引き寄せる力が弱まります。お尻の穴が上を向いたり、ひじが肩幅より広がったりするのも同じ理由でNG。

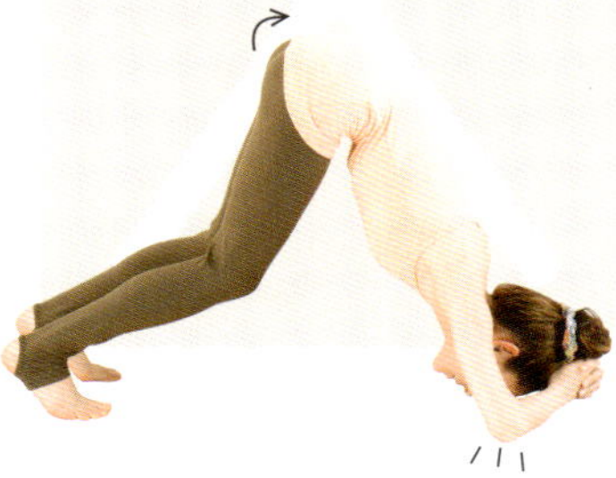

EASY

ひざを床に下ろして行ってもOK

ひざを床について行うとラク。その際、ひじとひざを引き合うように床を押しましょう。

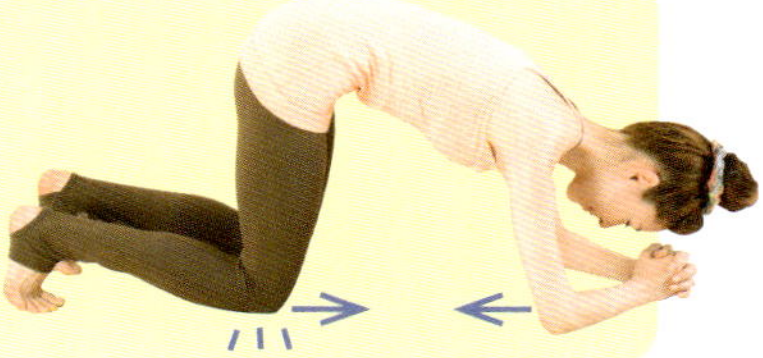

ココを意識！

体前面を引き寄せ腕と背中を強化

二の腕の外側につく上腕三頭筋《じょうわんさんとうきん》から、背中につく広背《こうはい》筋《きん》にかけて収縮。お腹まわりのコアマッスルも働きます。ひじとつま先を引き合うことで、体の前面が中心に集まっていく感覚を味わいましょう。

FINISH 3

吸う ⇄ 吐く

[5回リピート]

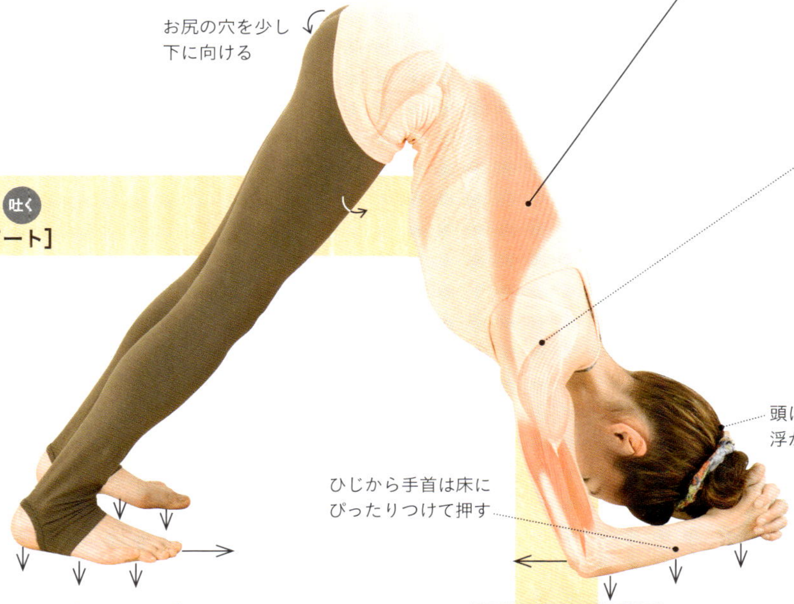
お尻の穴を少し
下に向ける
頭は床につけずに
浮かせておく
ひじから手首は床に
ぴったりつけて押す

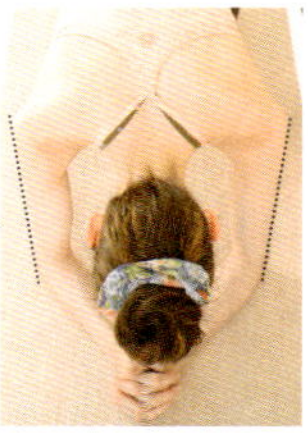

ひじどうしの間隔が肩幅より広がらないように注意

お尻を高い位置に押しあげる

お尻がいちばん高い位置にあがったら、両太ももを引き寄せ、ひじとつま先を引き合うように床を押しながら、数呼吸くり返します。

つなぎのポーズ

うつぶせで片脚ずつひざを曲げて足首をつかみ、太もも前面をストレッチ。次のポーズの準備体操をします。

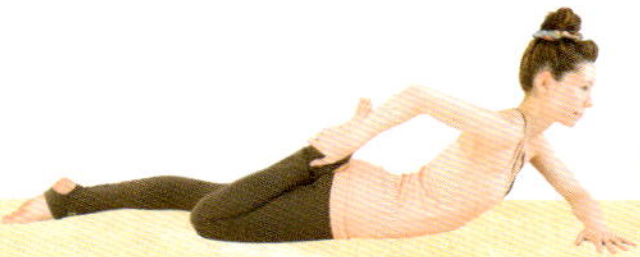

月を仰ぎ見るポーズへ

6. 自信と誇りを高める

DVD 月を仰ぎ見るポーズ

Relax point

こんな人がこう変わる！

自信を失いかけたときに、達成感や誇りを取り戻させてくれるポーズ。停滞した感情を手放し、やる気やモチベーションを高めたいときにも。

［そのほかの効果］そけい部の血行促進／腰痛解消／猫背予防

IMAGE

遠くで光る月を仰ぎ見るように

親指とひとさし指でつくった丸い輪から、遠くの月を仰ぎ見るイメージ。心身が活性化し、目が覚めるような感覚を味わって。

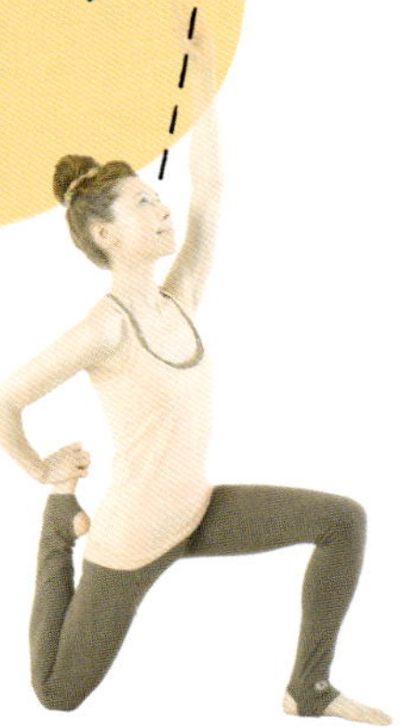

そけい部がほぐれ
やる気のスイッチがオン！

太もも前面から腹部にかけての部分を伸ばす動きで、硬くなりやすいそけい部の血液循環が改善。達成感を得られるポーズで、体とともに心も鼓舞《こぶ》します。内面からわき起こるプラスのエネルギーを感じましょう。

1 吸う

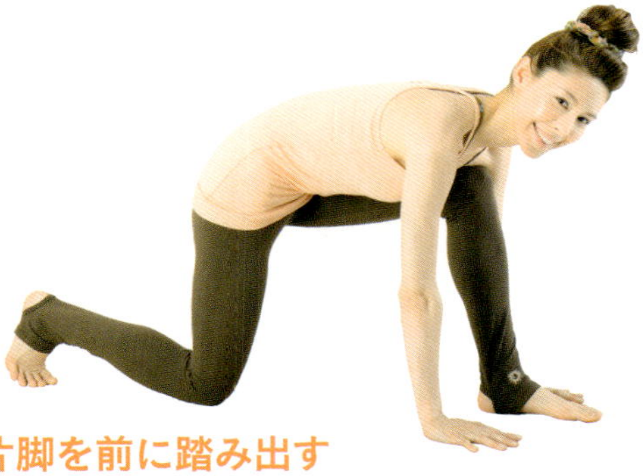

片脚を前に踏み出す

よつんばいの姿勢から、息を吸いながら左脚を前に踏み出し、両腕のあいだに置きます。

2 吐く→吸う→吐く

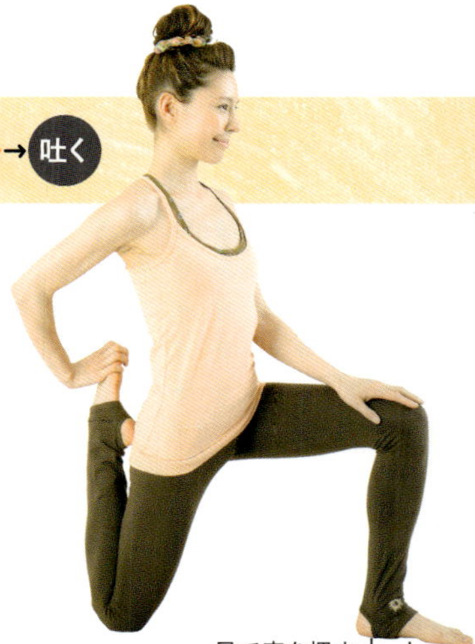

上半身を起こし後ろ足を持つ

一度息を吐いて、吸いながら上半身を起こします。右ひざを曲げ、右手でかかとをつかんでお尻の外側に引き寄せ、息を吐きましょう。

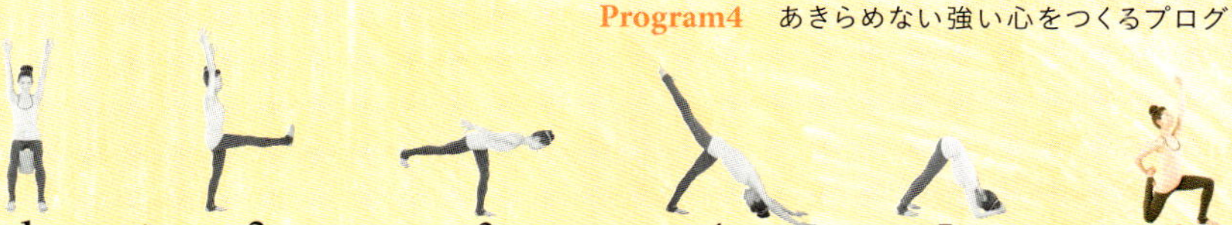
1 → 2 → 3 → 4 → 5 → 6

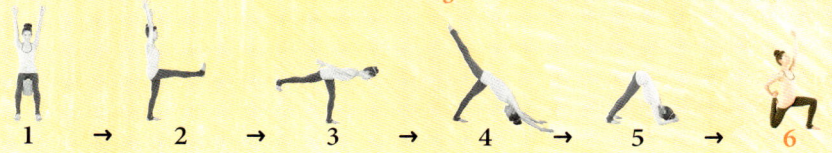

NG

腰が反ると そけい部が伸びない

腰を反らせてしまうと、そけい部や太もも前面が気もちよく伸びません。肩や首に力が入るのも呼吸が苦しくなり NG。

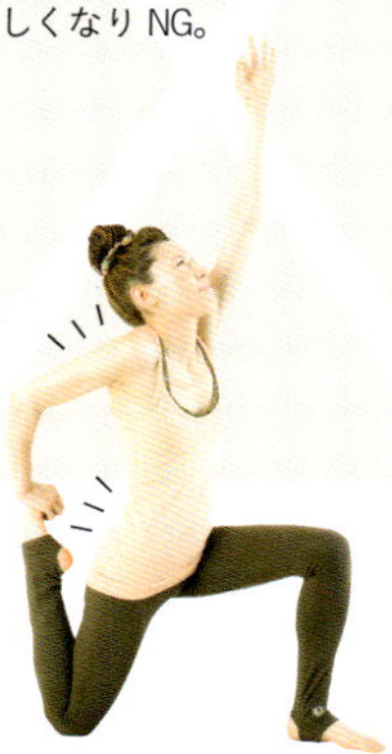

EASY

片手を下ろすと 安定しやすい

手をあげずに行うと、体が安定しやすくなります。ひざに痛みを感じる人は、ひざ下にタオルなどを敷きましょう。

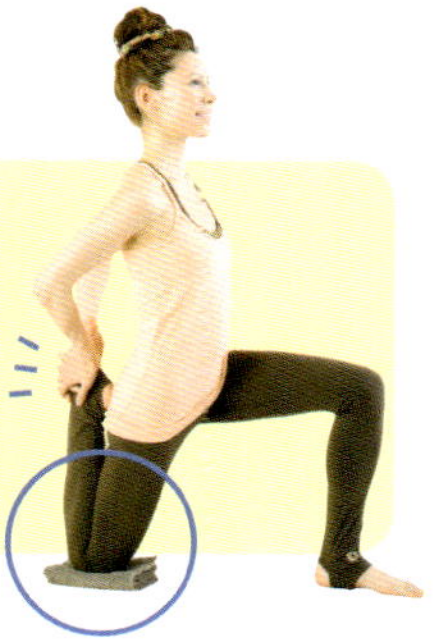

ココを意識！

そけい部の硬さが ほぐれる

とくに骨盤と太ももをつなぐ腸腰《ちょうよう》筋《きん》から、太もも前面につく大腿《だいたい》四《し》頭筋《とうきん》にかけてが伸びます。座り姿勢が多い人は硬くなりがちな部位なので、気もちよく伸ばしてほぐれていく感覚を味わいましょう。

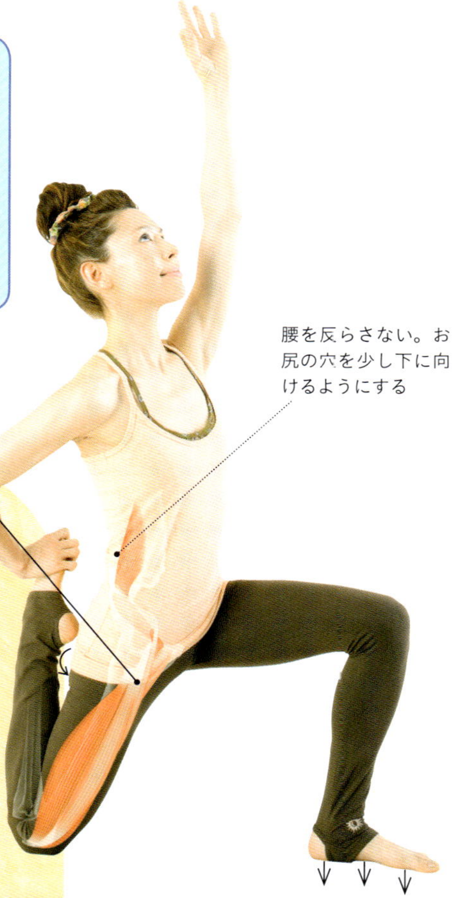
腰を反らさない。お尻の穴を少し下に向けるようにする

FINISH 3

吸う → 吐く → 吸う → 吸う ⇄ 吐く [5回リピート]

片手をあげて目線を上へ

背骨を伸ばして、胸を張りひと呼吸。左手の親指とひとさし指で輪をつくり、息を吸いながらその腕を高くあげます。目線を輪の向こうに向けて、数呼吸くり返しましょう。

反対側も同様に

クールダウン

仰向けになり、手脚を伸ばして数呼吸。全身を休めて余韻を味わいましょう。

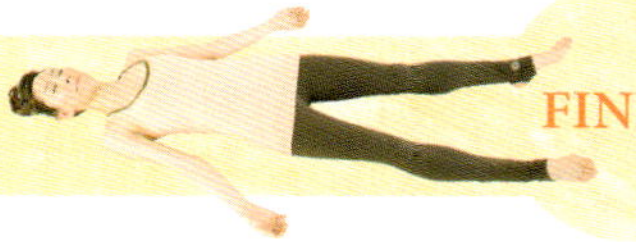

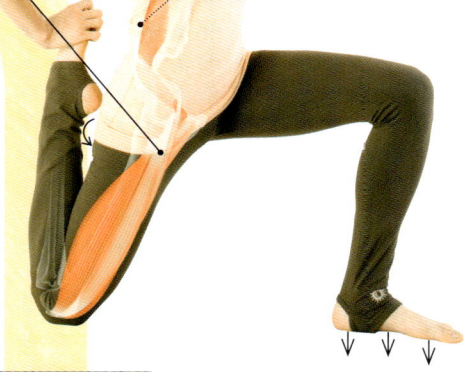

FINISH

RELAX YOGA COLUMN 5

スローダウンすることの大切さ

ヨガと関連深い自然医学アーユルヴェーダは、万物は「地・水・火・風・空」の五元素から成り立つという世界観をもっています。それぞれのエレメントは、増えすぎると健康を乱します。毎日忙しくてふと気づくと一週間、一か月があっという間！　あれ？　もうXX歳になっちゃった……。そんな「忙しい病」にかかっている人は、ひょっとすると「風」のエレメントが乱れているのかもしれません。

「風」のエレメントは、速い、乾燥した、冷たい、不規則、軽い、粗いといった性質が特徴。一日中バタバタ走り回っていること、携帯電話をいじり続けること、神経をつねに使うこと、考えすぎること、外食が多いこと、不規則な生活リズム、睡眠不足、冷たい食べものや飲みものをひんぱんにとること。これらの習慣は、すべて「風」のエレメントを乱します。

その結果、精神的には集中力が欠如した落ち着きのない心、満足しにくい心、揺らぎやすい心を招きます。また肉体的にも、老化や乾燥肌、便秘、冷え性、神経質な傾向などを強めてしまいます。

これらの乱れを整えるには、生活をスローダウンする必要があります。生活リズムを規則正しくすることや、必要ない予定を削って忙しくしすぎないことなども大切。ただし、生活や食事を一気に変えてしまおう！　などの極端な変化は、逆に「風」のエレメントを乱す心配も。

季節が日ごとに移ろうのと同じで、本物の成長はゆるやかなペースで訪れます。桜の木が冬のあいだは葉を落とし、春の開花に向けてエネルギーをたくわえるように、赤ちゃんがいきなり離乳食から始めないように、ものごとは適切なステップを踏むのが一番なのです。

まずは電車内で携帯電話を見ずに、のんびり目を休めることから始めてみませんか。スローダウンすることは、いまこの瞬間につながる余裕を自分に与えます。見落としていた季節の移り変わりや、街並みの様子に新鮮な気づきを得られるかもしれません。

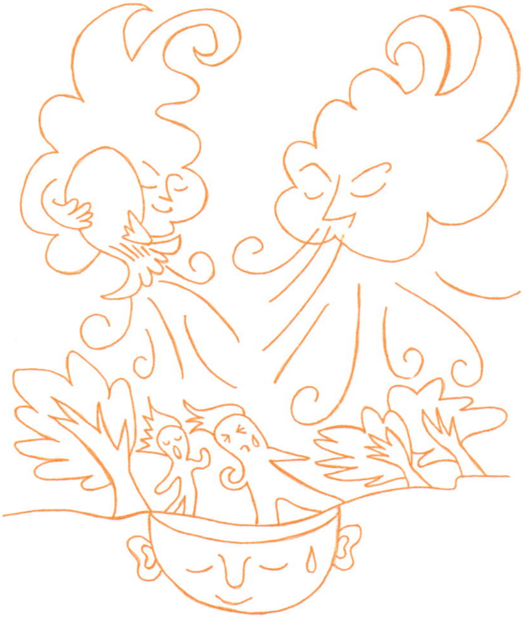

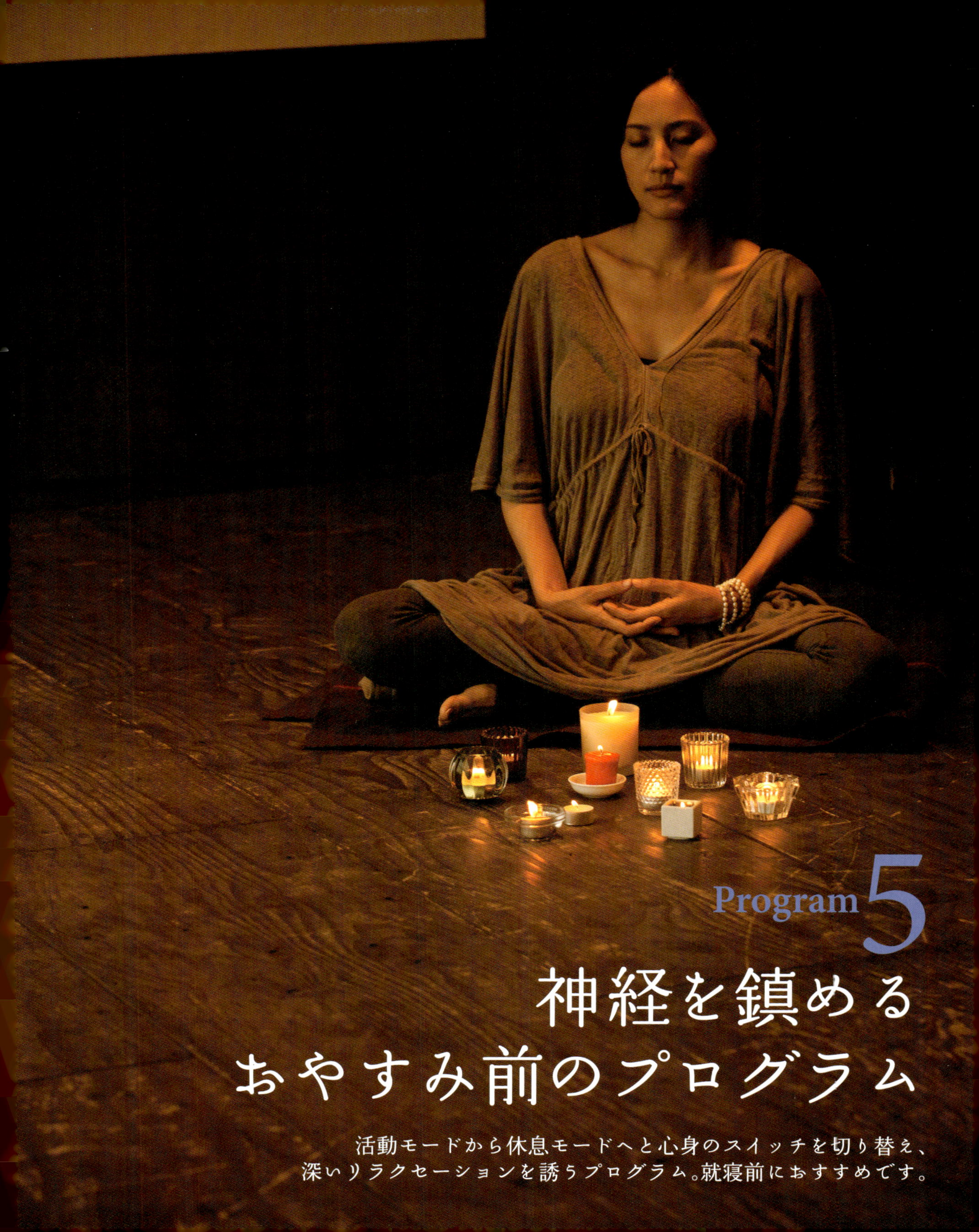

Program 5

神経を鎮める おやすみ前のプログラム

活動モードから休息モードへと心身のスイッチを切り替え、
深いリラクセーションを誘うプログラム。就寝前におすすめです。

このプログラムのねらい

深いリラックスをもたらし心地よい睡眠を導く

心身を休息モードに切り替え
深いリラックスを誘うポーズを集めた
就寝前におすすめのプログラムです。
緊張やイライラを鎮《しず》めたいときにも。
照明を落としたくつろげる環境で
心身の疲れをやさしく取り除きましょう。

香先生のハートフルメッセージ

今日も一日おつかれさまでした！　毎日歯みがきをし、お風呂で体の汚れを落とすように、おやすみ前にヨガをしましょう。昼間心を悩ませたこと、少し気がかりなことは部屋の外に置いて、寝床のなかにまで心配ごとをもち込まないようにしてください。やさしいヨガとスローな呼吸で心をスッキリさせてから、床《とこ》に入りましょう。一日がんばった自分へのごほうびとして、心に充電する静かなひとときをプレゼントしてあげてくださいね。

START

1 壁に脚をあげて行う開脚のポーズ

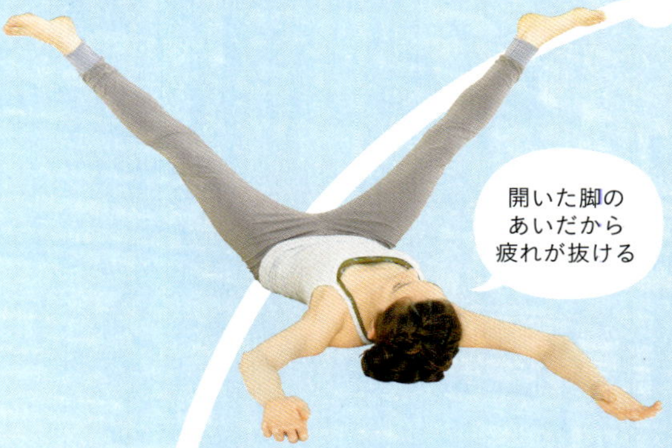
開いた脚の
あいだから
疲れが抜ける

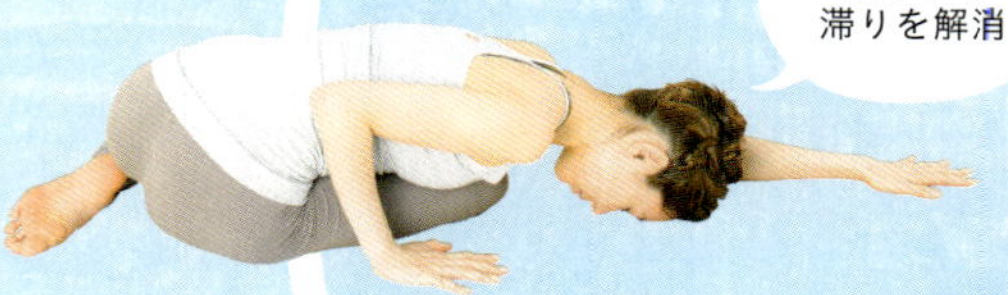
気もちよく
伸ばして
滞りを解消

2 動物のストレッチ

3 仰向けの合《がっ》せきのポーズ

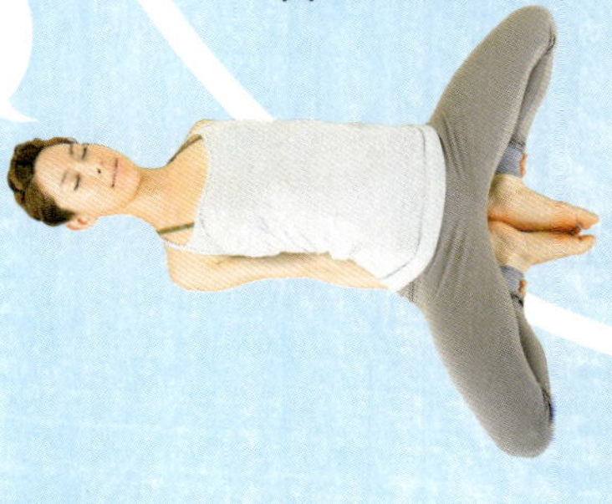
骨盤まわりを
ほぐして
心を沈静化

Program5を行うと……

- 高ぶった感情が鎮まり気もちが落ち着く
- 不安や傷ついた心が癒やされる
- 深いリラックスと快眠が促される
- コリや疲れが取れて体がラクになる

準備するもの
ブロック
（P.98 ～ 101で使用）

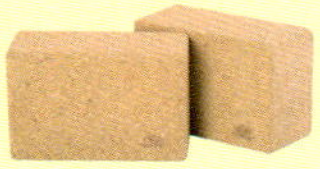

FINISH

6 子宮のポーズ

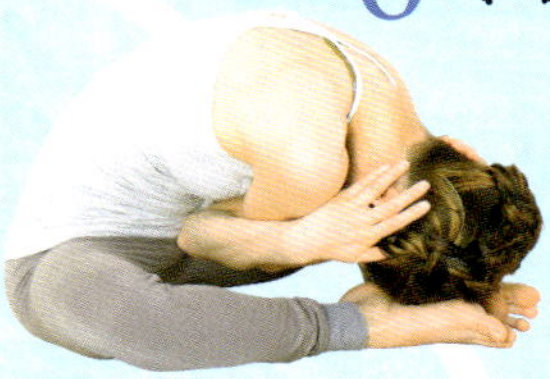

体を
小さく縮めて
安心感を得る

頭を低くして
顔まわりを
ゆるめる

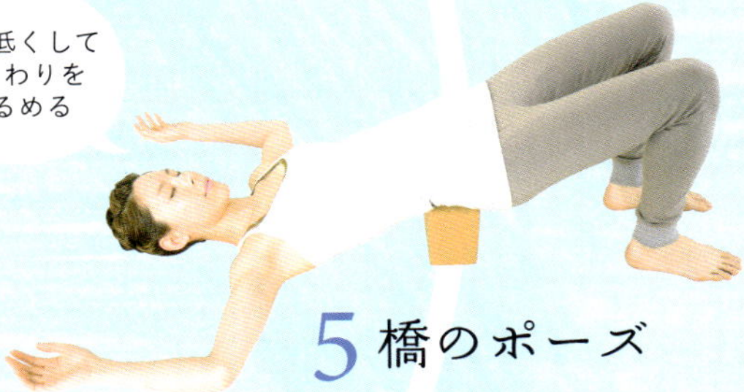

5 橋のポーズ

肩甲骨を
広げて緊張や
コリを解消

4 天使の羽を広げるポーズ

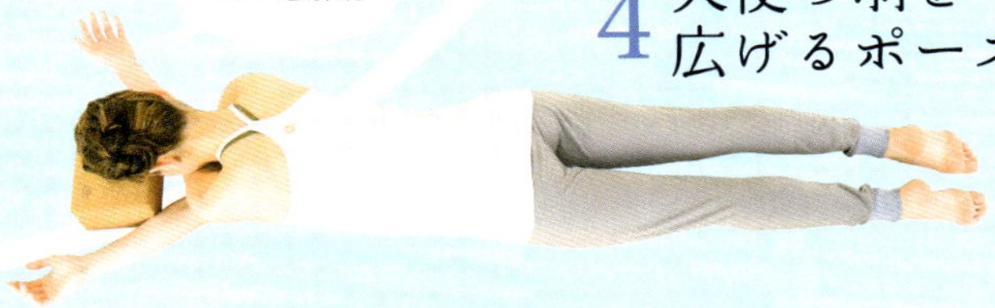

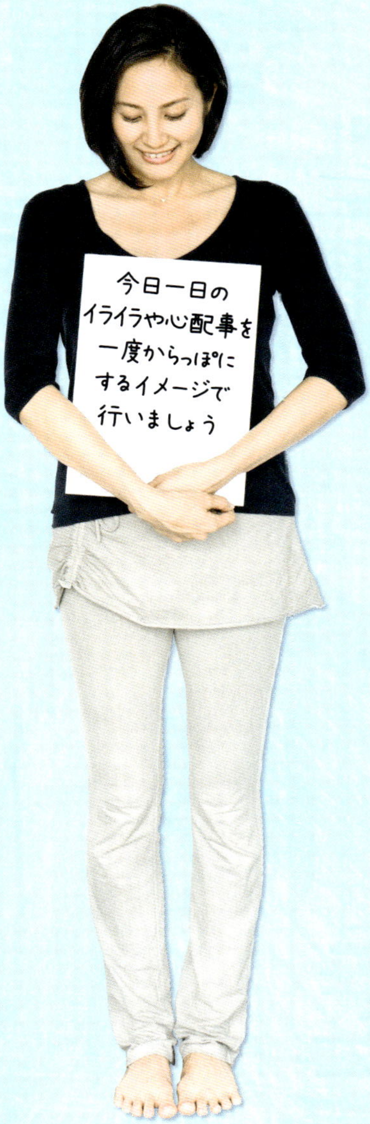
今日一日の
イライラや心配事を
一度からっぽに
するイメージで
行いましょう

1 休息モードを促す

DVD 壁に脚をあげて行う開脚のポーズ

Relax point

こんな人がこう変わる！

疲れきってもう何もしたくない人に。身をゆだねるだけで、一日の疲れやストレスが抜けていくポーズ。リラックスタイムに入る前の体勢づくりに役立つ。

[そのほかの効果]脚のむくみ解消／骨盤まわりの血流アップ／静脈瘤《じょうみゃくりゅう》の予防

IMAGE

股から疲れが抜ける様子を思い浮かべて

脚をあげて呼吸するたびに、ストレスや疲れがモワモワとした煙になって、股のあいだから抜けていくイメージで行って。

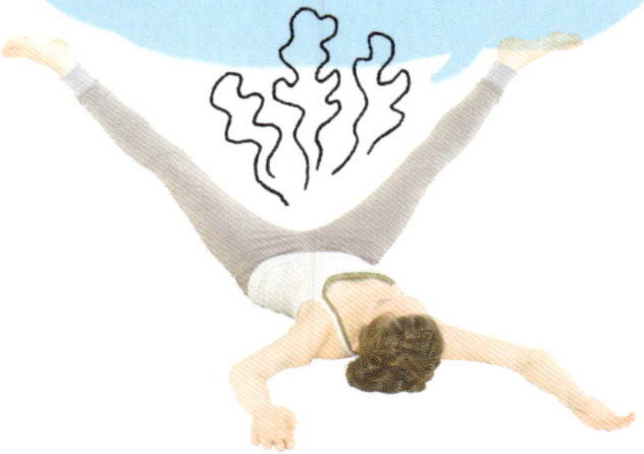

脚をもちあげるだけで疲れが自然と抜けていく

脚をあげることで、下半身にたまった疲労物質の排泄《はいせつ》が促されます。動きは少ないものの、高いリラックス効果が望めるので、疲れてプログラムを続けられそうもない日は、このポーズだけ長めに行うのもおすすめです。

1 [自然に呼吸]

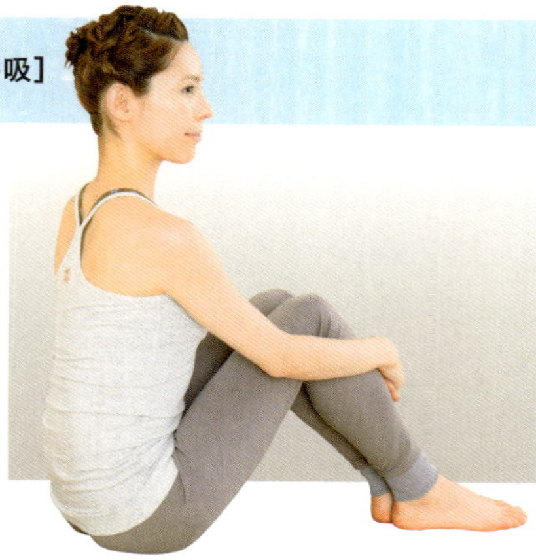

壁にお尻をつけて座る

ひざを曲げて座り、お尻の左側を壁につけます。

2 [自然に呼吸]

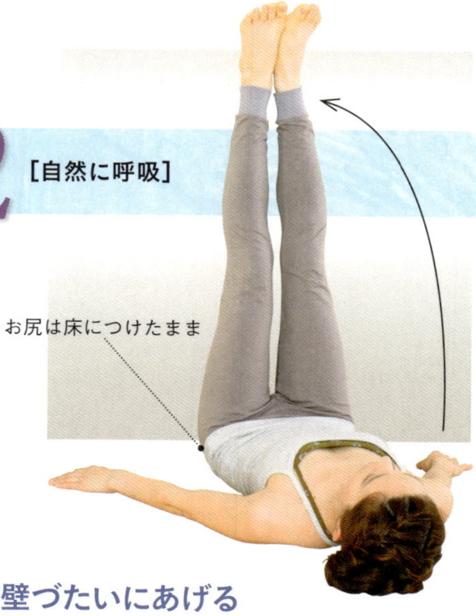

脚を壁づたいにあげる

そのまま後ろに倒れて背中を床につけ、壁づたいに歩いて脚をあげます。

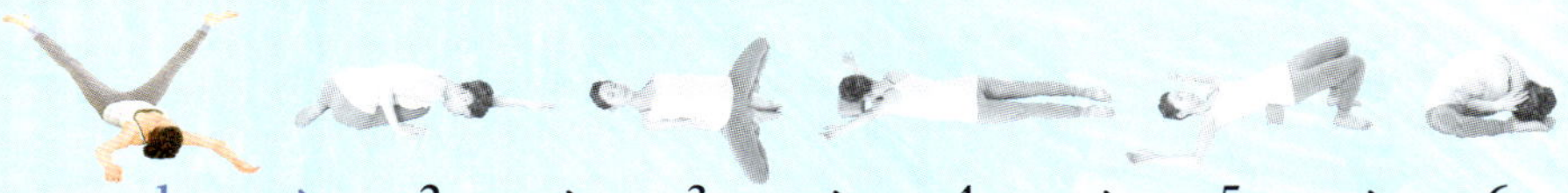
1 → 2 → 3 → 4 → 5 → 6

FINISH

3 ［自然に呼吸］

開脚してリラックス

脚の背面を壁につたわせながら、脚を少しずつ開きます。手のひらは天井に向けて、頭より上に置きます。この状態でしばらく（1～2分が目安）呼吸を続けましょう。

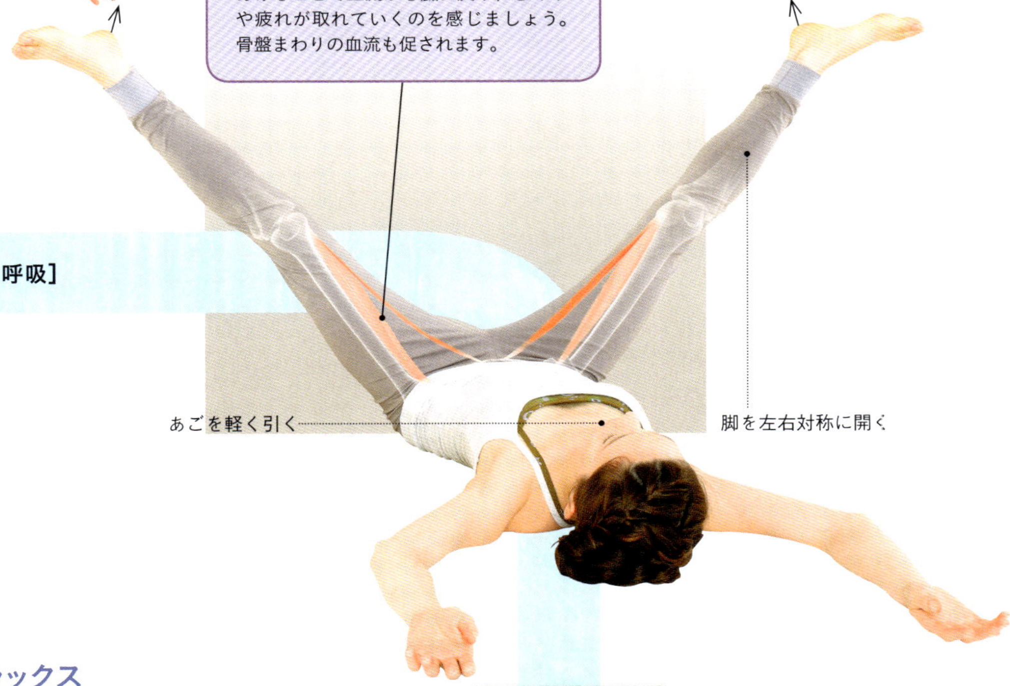
かかとで壁を押す
脚を左右対称に開く
あごを軽く引く

ココを意識！

太ももの伸びを感じてリラックス

脚を開くことで、とくに太ももの内側につく薄筋《はっきん》が気もちよく伸びます。太ももの外側も均一に伸びるのを感じて。脚をあげることで血流が心臓に戻り、むくみや疲れが取れていくのを感じましょう。骨盤まわりの血流も促されます。

NG

脚が非対称になるとうまく伸びない

骨盤がねじれて左右の脚の位置がバラバラになると、太ももが伸びません。手脚に力が入っているのもリラックスできずNG。

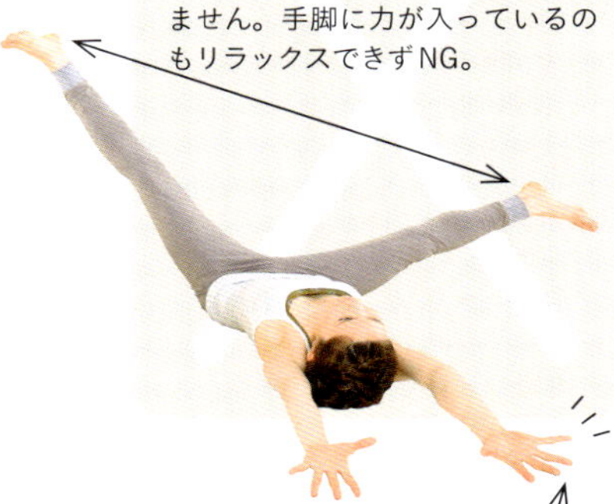

EASY

脚幅をせまくすると伸びがやわらぐ

脚幅をせばめるほど、太ももの伸びがゆるみます。お尻が浮く人は壁から離してもOK。

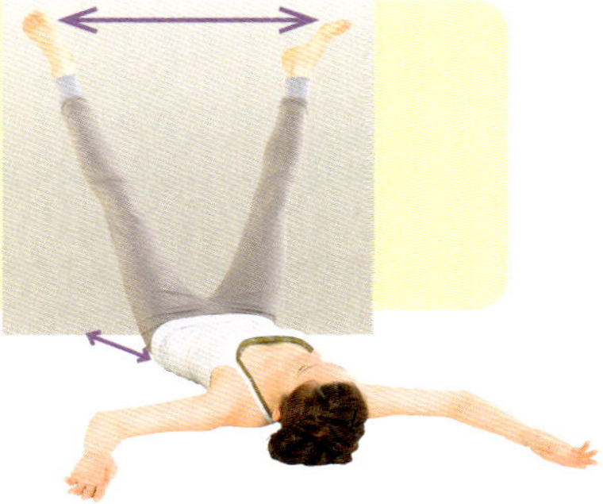

つなぎのポーズ

脚を床に下ろしてひざを曲げ、背中を丸めてひと休み。余韻を味わいましょう。

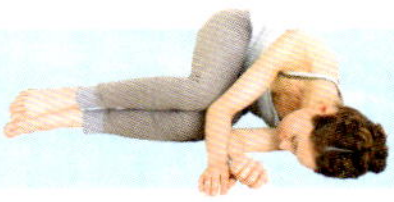

動物のストレッチへ

2. 悲観的な心を癒やす

DVD 動物のストレッチ

Relax point

こんな人がこう変わる！

昼間の出来事をふり返り、クヨクヨ後悔してしまう夜に。春の陽だまりのような暖かい光をあてて悩みの氷を溶かし、どんよりした停滞感を取り払う。

[そのほかの効果]お尻のコリ解消／坐骨《ざこつ》神経痛の緩和／姿勢改善

IMAGE

恐竜に踏まれたねずみになった気分で

ねずみが巨大な恐竜に踏みつけられ、片腕を伸ばしている様子をイメージしながら、体を平たく伸ばしましょう。

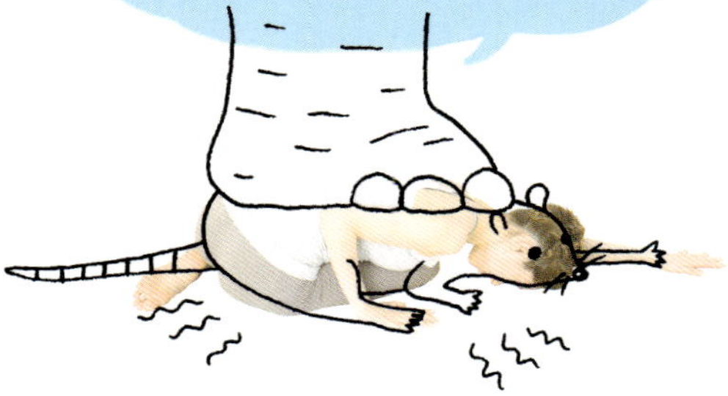

日ごろ伸ばさない部位に働きかけ滞りをなくす

横座りをずらしてから前屈する動きで、硬くなりがちなお尻まわりをはじめ、全身の滞りがスッキリと解消します。呼吸をくり返すたびにめぐりがよくなり、心身ともにリラックスするのを感じましょう。

1 [自然に呼吸]

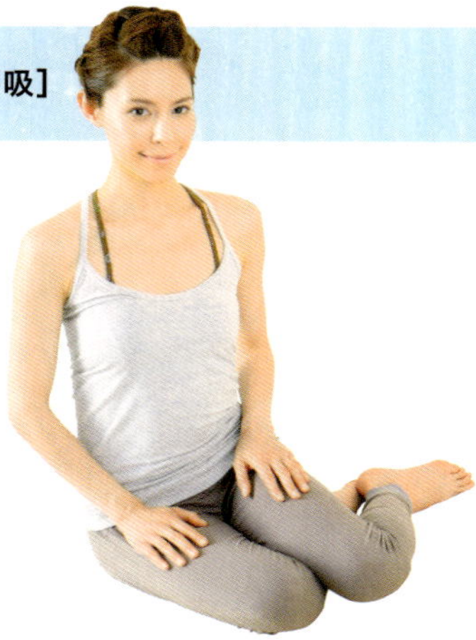

横座りをする

足を左にずらし、横座りをします。

2 [自然に呼吸] → 吸う

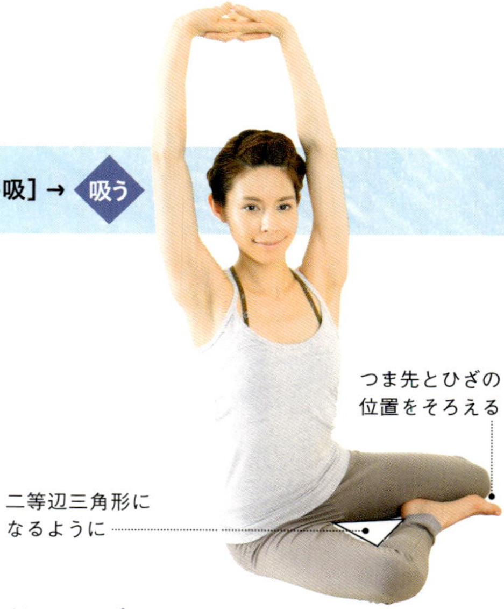
つま先とひざの位置をそろえる
二等辺三角形になるように

片ひざを後ろにずらす

お尻の位置はそのまま、右ひざを少し右へ、足裏は左太ももにつけます。左のかかとはお尻につけましょう。手を頭の上で組み、大きく息を吸って背すじを伸ばします。

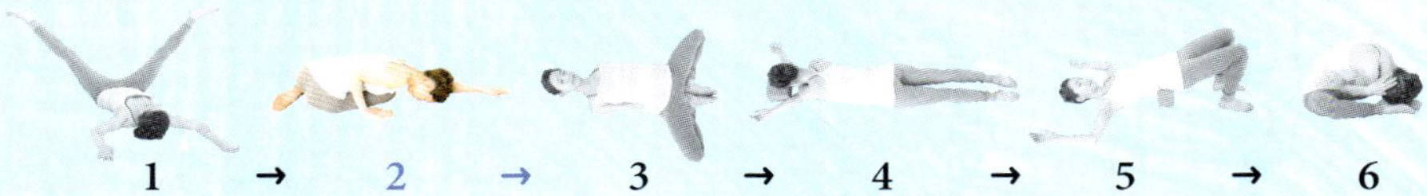
1 → 2 → 3 → 4 → 5 → 6

NG

胸の位置がずれるとお尻まで伸びない

胸の中心がひざの上からずれると、お尻の外側がきちんと伸びません。太もものあいだが開きすぎるのもNG。

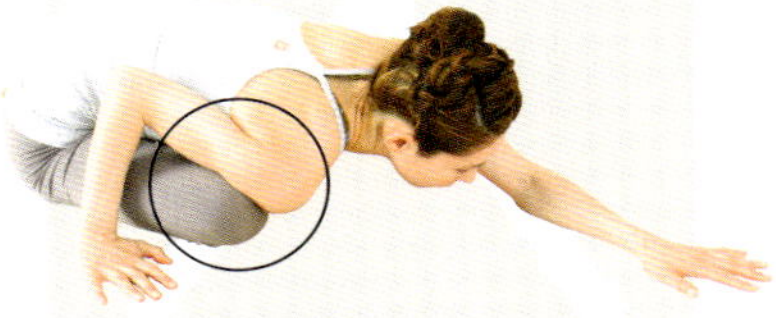

EASY

おでこをブロックにのせるとラク

おでこを床につけるのがつらい人は、ブロックを使うとラク。お尻が浮いてしまう人は、タオルをはさんで。

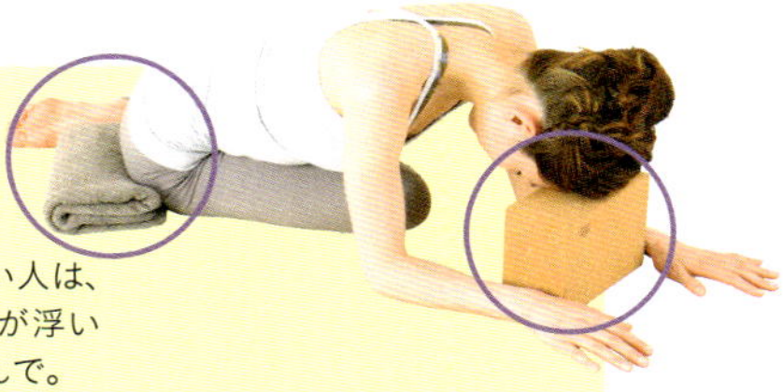

ココを意識！

お尻の外側が伸びてほぐれる

骨盤と脚のつけ根をつなぐ梨《り》状《じょう》筋《きん》が伸び、コリがちなお尻の外側がほぐれます。太ももでお腹を圧迫した状態で呼吸を深く行うことで、呼吸でお腹をマッサージするような心地よさを味わいましょう。

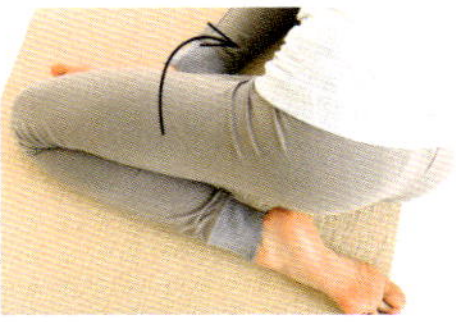
かかとをお尻につけ、左の太ももを少し内側に回す

FINISH

3

吐く → 吸う ⇄ 吐く
[5回リピート]

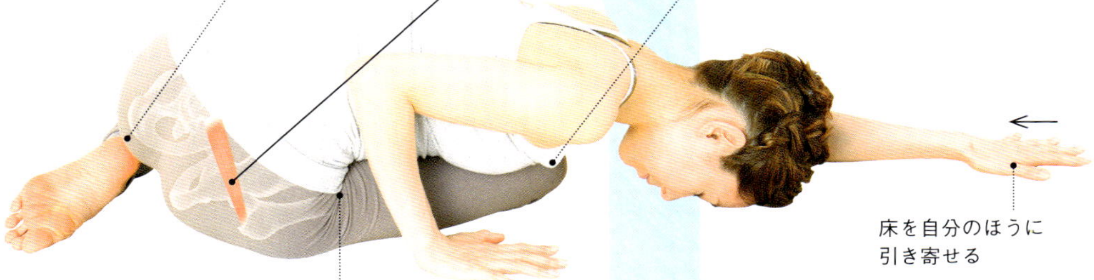
ひざの真上に胸の中心がのるように
床を自分のほうに引き寄せる
太もものつけ根から前屈する

前屈して片手を伸ばす

息を吐きながら前屈して胸の中心を右ひざの上に下ろし、おでこを床につけます。右ひじを立て、左腕は前方に伸ばして。太ももでお腹を圧迫するように、呼吸をくり返しましょう。

反対側も同様に

つなぎのポーズ

ひざを曲げて座り、親指に眉頭をのせてひと休み。余韻を味わいましょう。

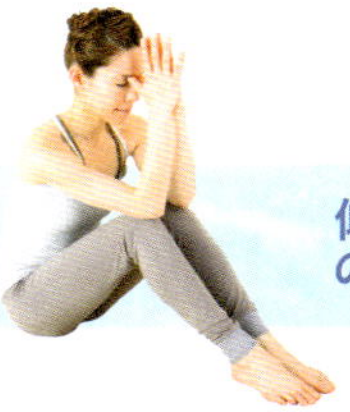

仰向けの合《がっ》せきのポーズへ

3. 心身の落ち着きを取り戻す

DVD 仰向けの合《がっ》せきのポーズ

Relax point

こんな人がこう変わる！

夜になっても昼間の興奮が抜けず、あれこれと考えをめぐらせてしまうときに。思考の扉をいったん閉めて、心身の緊張をゆるめるポーズ。心の安定を導く。

［そのほかの効果］呼吸が深まる／骨盤内部の血行アップ／肩・首のコリ解消

IMAGE

そよ風が吹いて浄化されるイメージ

呼吸をさわやかなそよ風にみたて、骨盤の内部をその風がやさしく吹き抜け、浄化されていく様子を思い浮かべながら行いましょう。

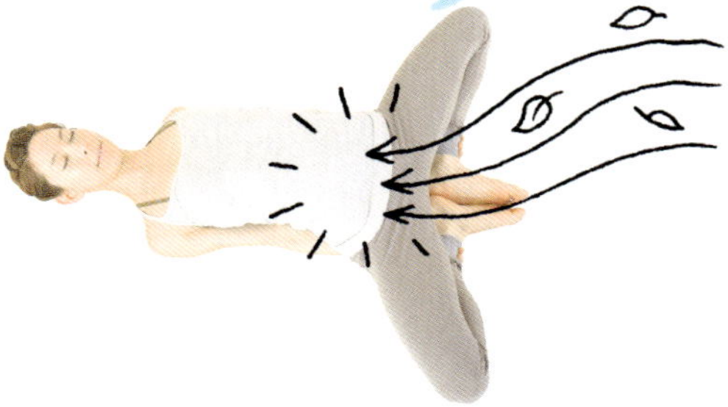

心身の緊張をほぐしてストレスの蓄積を防ぐ

合せきの姿勢で足を胴体に引き寄せる動作で、ストレスの影響が出やすい骨盤まわりがほぐれます。胸が開くので呼吸が深まり、背中のコリ解消にも。呼吸から得られるエネルギーを体のすみずみまで届けましょう。

1 吸う → 吐く

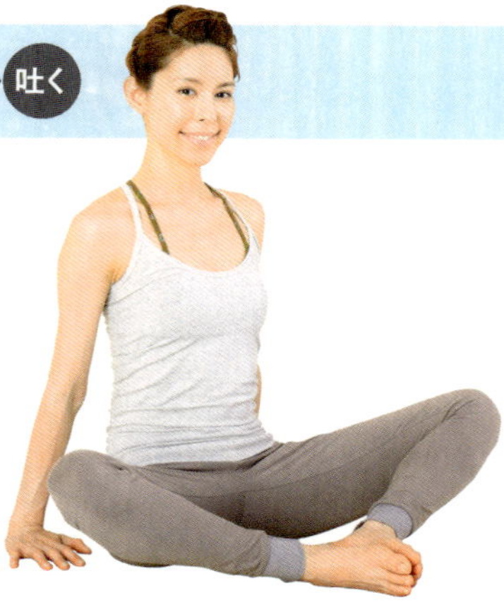

開脚して足裏を合わせる

脚を開いて座り、足の裏どうしをぴったりと合わせます。手はお尻の横で床につきましょう。背すじを伸ばし、ひと呼吸。

2 ［自然に呼吸］

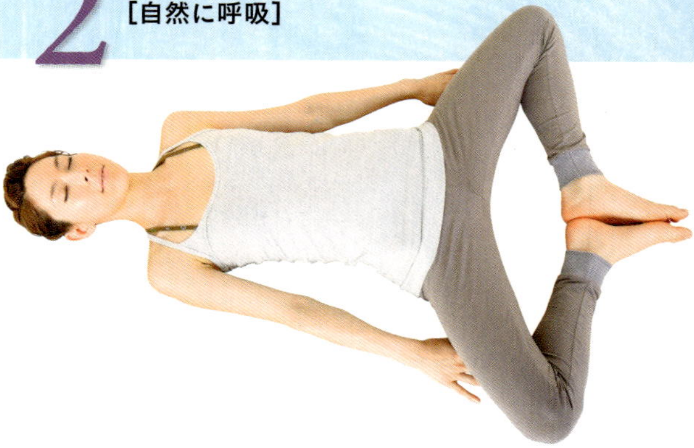

上半身を床に下ろす

腰から背中、頭の順に床に下ろします。上半身がすべて床についたら、腰をいったん浮かせて反りを取り、もう一度下ろします。

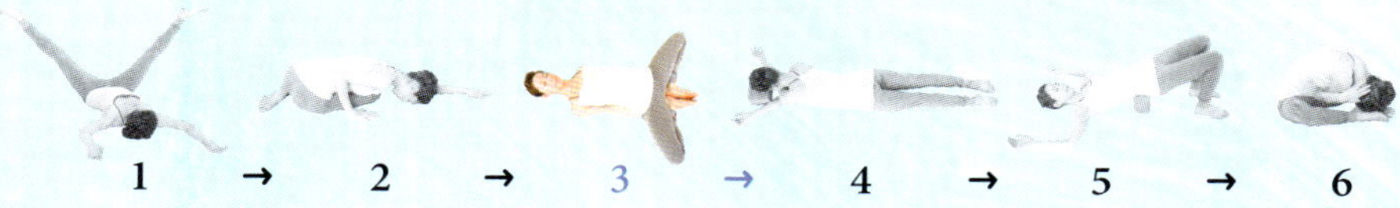
1 → 2 → 3 → 4 → 5 → 6

NG

足裏がずれて腰が反るとNG

足裏がずれて脚が左右非対称になったり、腰が反ったりすると、骨盤まわりへの効果が薄れます。ケガの原因にもなるので注意。

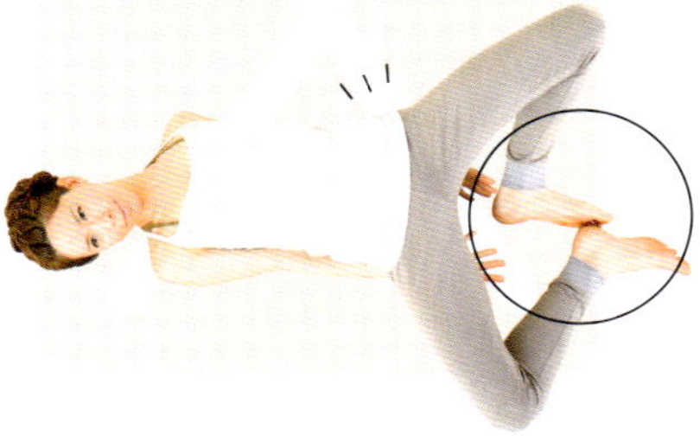

EASY

足裏を合わせるだけでもOK

足首をつかまずに、手をお腹の上にのせるとラク。ひざが床につかない人や痛みがある人は、タオルをはさんで。

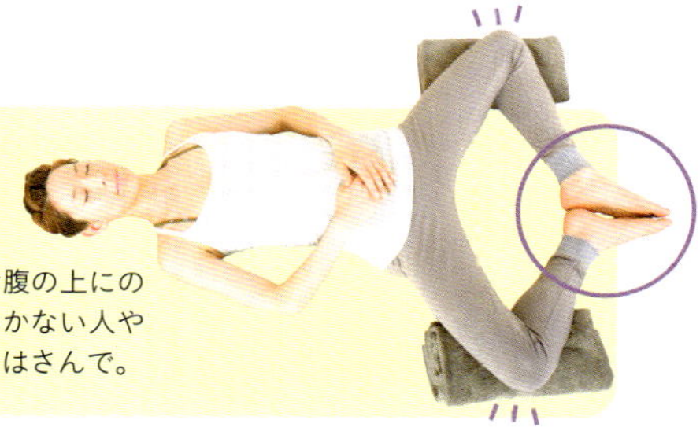

ココを意識！

骨盤内の臓器に血液が集まる

太ももから股関節、骨盤にかけての部分がほぐれ、血液循環がよくなります。とくに骨盤の内側におさまっている生殖器や泌尿器系などの臓器に血液が集まり、めぐりがよくなっていく感覚を味わいましょう。

FINISH

3

吸う ⇄ 吐く
[5回リピート]

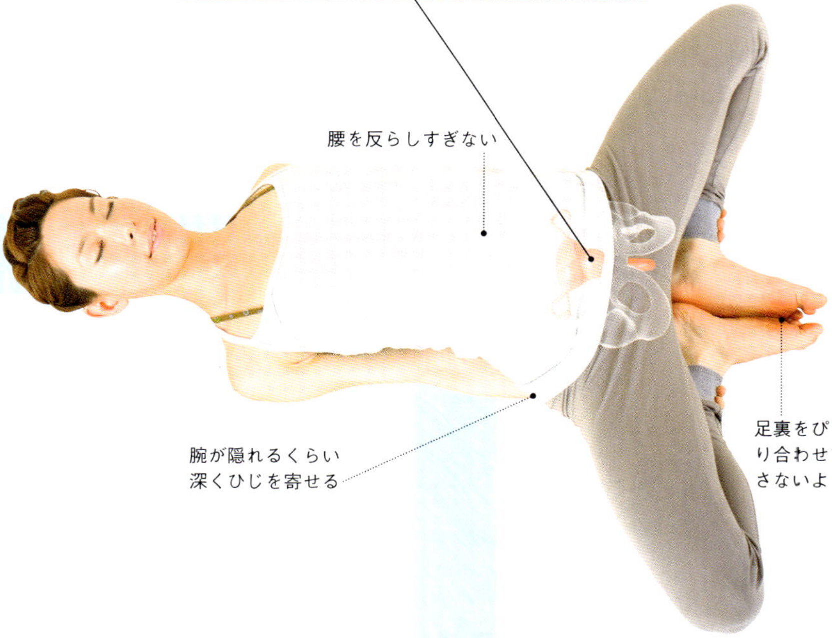
腰を反らしすぎない
腕が隠れるくらい深くひじを寄せる
足裏をぴったり合わせて離さないように

足首を引き寄せる

足の裏を合わせたまま、腕をお尻の下から差し込み、足首を下からつかんで股に引き寄せます。この姿勢で呼吸をくり返しましょう。

つなぎのポーズ

両ひざを左右にパタンパタンと倒して、腰の緊張をゆるめましょう。

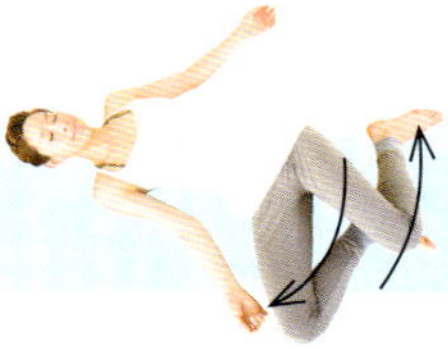

天使の羽を広げるポーズへ

4. 背負っている荷を下ろす

DVD 天使の羽を広げるポーズ

Relax point

こんな人がこう変わる!

肩にのしかかる重圧に苦しみ、何をやっても心が休まらない人に。肩の力を抜いて背負っている荷を下ろし、不安や焦りでいっぱいの心を軽くする。

[そのほかの効果]首・肩のコリ解消/背中のリラックス

IMAGE

背中についた鼻から呼吸しているイメージ

肩甲骨のあいだに鼻がついていて、そこから息を吸ったり吐いたりしているイメージで、背中に意識を向けましょう。

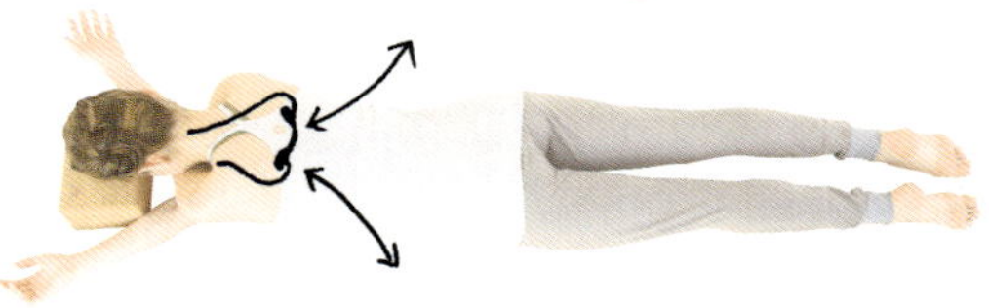

うつぶせで背中を伸ばし緊張やコリを解消

うつぶせで腕を交差させることで、背中まわりが気もちよく伸びるポーズです。肩や頭の力を完全に抜いて重力に身をゆだね、こわばった背中に向けて深い呼吸を送ってほぐしましょう。

1 [自然に呼吸]

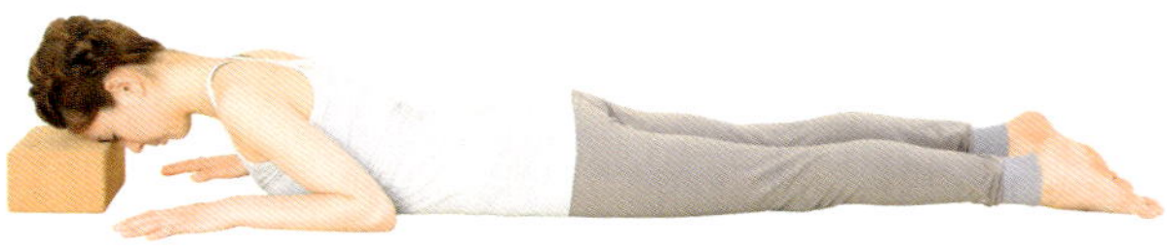

うつぶせになる

うつぶせになり、おでこをブロックにのせます。

※ブロックのない人はP.19を参照

2 [自然に呼吸]

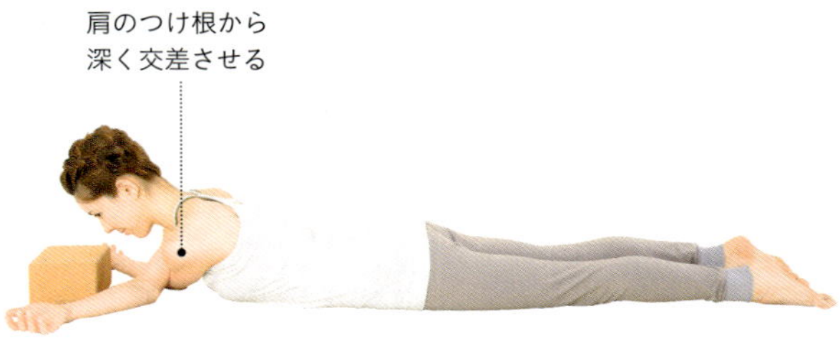

腕を交差させる

頭をもちあげ、できるだけ深く両腕を交差させます。

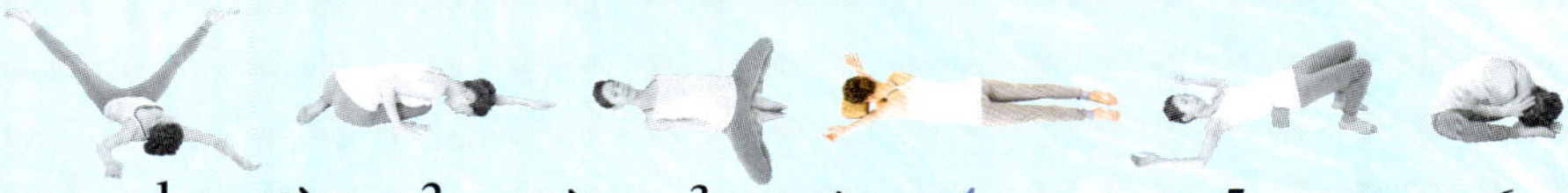

1 → 2 → 3 → 4 → 5 → 6

NG

首や頭に力が入ると気もちよく伸びない

首や頭によけいな力が入っていると、背中まわりが気もちよく伸びません。肩もあがらないよう注意して。

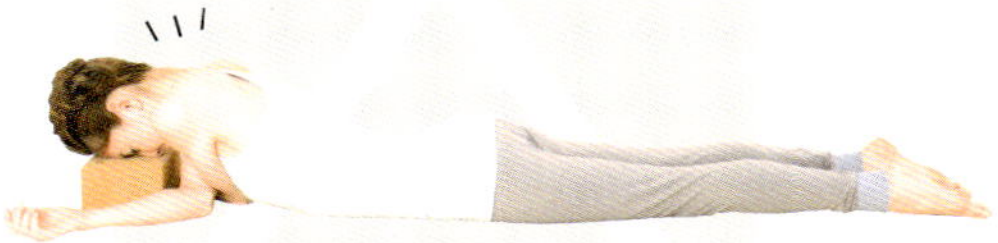

EASY

壁におでこをつけて行うとラク

立った姿勢で壁におでこと腕をつけても OK。かかる体重が少ないぶん、負荷が軽くなりラク。

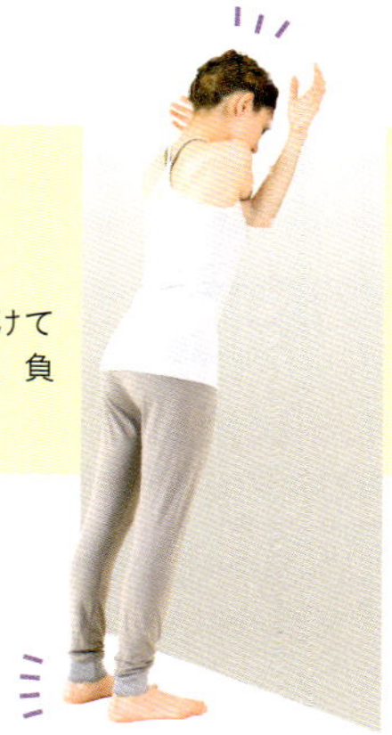

ココを意識！

背中を広げて疲れを解消！

両腕を深く交差させることで、肩や背中が伸びてほぐれます。とくにコリや疲れがたまりやすい左右の肩甲骨のあいだが広がり、背中まわりの血行が改善されていくのを感じましょう。

FINISH

3

吸う ⇄ 吐く

[5回リピート]

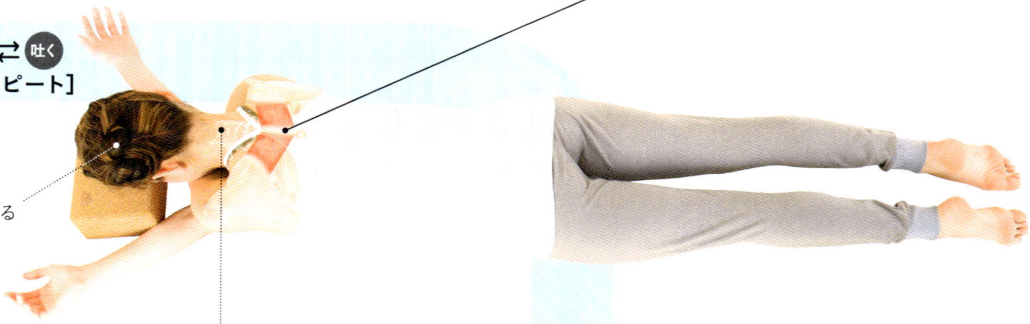

頭の重みをすべて
ブロックにあずける

首の力を完全に抜く

手の甲を床につけ頭を下ろす

手の甲を頭の斜め上の位置で床につけ、おでこをブロックに下ろします。床と接している腕に体重をかけ、呼吸をくり返しましょう。

手を組み替えて反対側も同様に

つなぎのポーズ

ブロックをはずし、重ねた手に顔をのせてひと休み。余韻を味わいましょう。

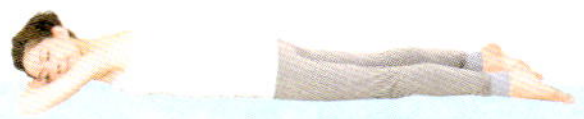

橋のポーズへ

5 心に新しい余裕を生む

DVD 橋のポーズ

注意 ! 月経中は行わないこと

Relax point

こんな人がこう変わる！

いつも時間に追われ、「忙しい」が口グセになってしまっている人に。余裕のある大らかな心を取り戻し、どんな状況でも楽しむ明るさを与えてくれる。

［そのほかの効果］ 血圧を下げる／頭部やのどの血流アップ／骨盤まわりの血流アップ

IMAGE

滝つぼに流れ落ちる
川の水をイメージ

さらさらと流れる川の水が、頭部とのどにある滝つぼに流れ落ちるイメージで、血液の流れを感じながら行いましょう。

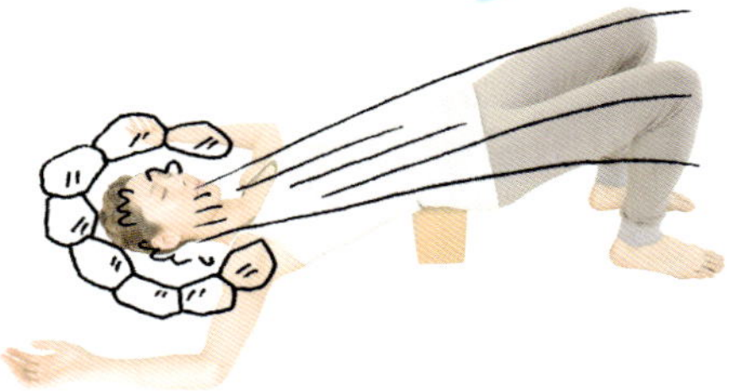

低い位置に下げた頭部に血流が集まる

腰を高くもちあげるポーズで、頭部に向けて血液が流れます。脳内のエネルギーが満ちてくるのを感じましょう。知らず知らず疲れがたまりやすい顔まわりも、意識的に力を抜いてリラックスを促して。

1 ［自然に呼吸］

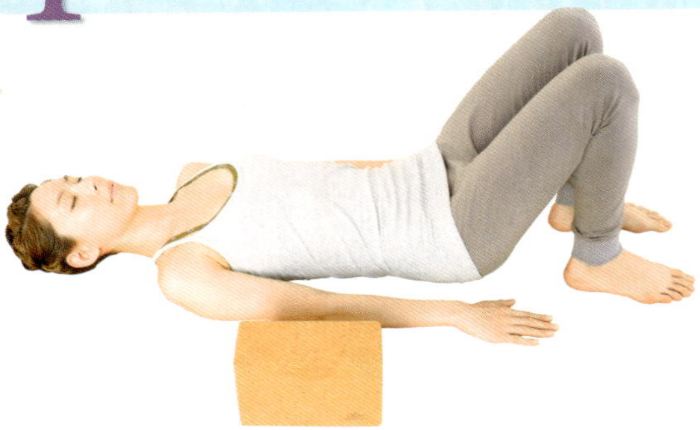

仰向けでひざを立てる

ブロック１個をそばに置き、仰向けになってひざを立てます。脚は腰幅に開き、つま先を前に向けましょう。

※ブロックのない人はP.19を参照

2 ［自然に呼吸］

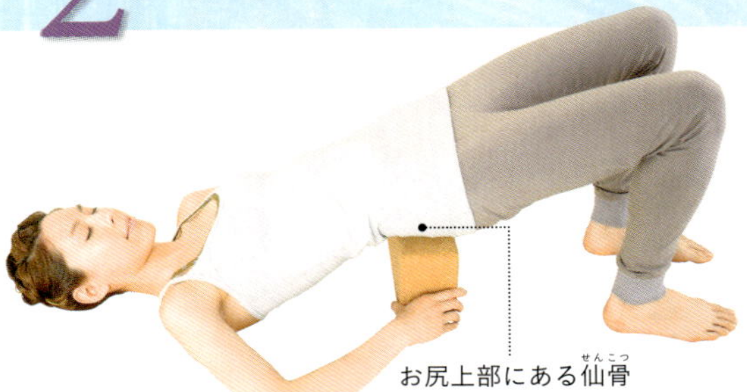

お尻上部にある仙骨《せんこつ》がブロックにあたるようにする

お尻の下にブロックを入れる

腰をもちあげ、骨盤を支えるようにブロックを差し込みます。

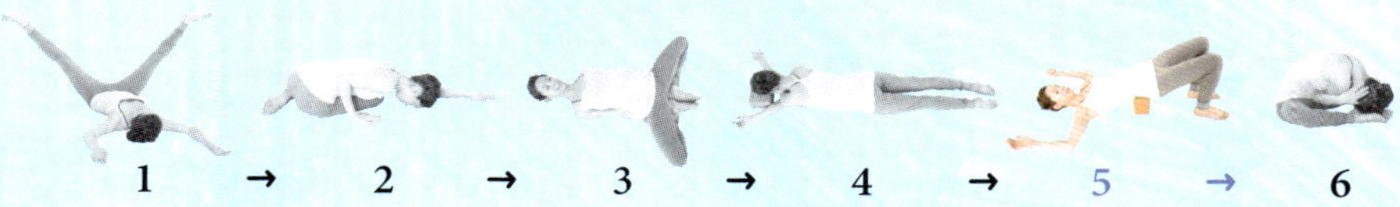
1 → 2 → 3 → 4 → 5 → 6

NG

ブロックの位置がずれないように注意

ブロックが背骨にあたると、腰に負担がかかり NG。骨盤がねじれるのもよくありません。

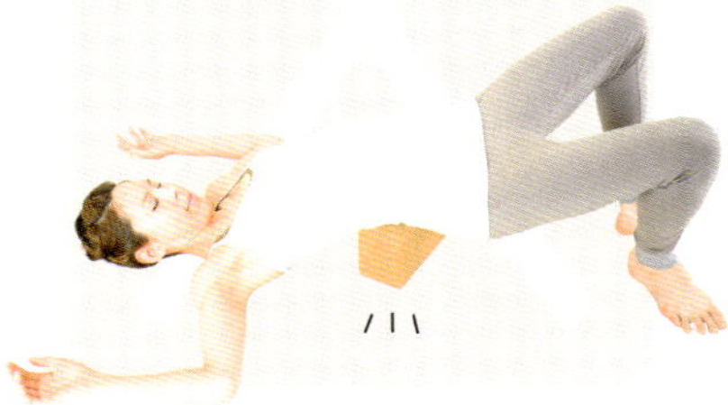

EASY

腰を床に下ろすとラク

ブロックを使わずに行うと、負荷も減ってラク。このやり方は月経中も行えます。

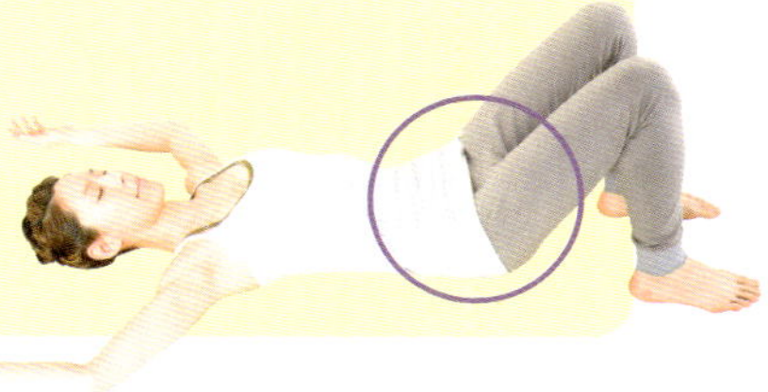

ココを意識！

顔まわりや頭部の緊張がゆるむ

目を閉じ、顔の力を抜くことで、緊張がたまりやすい顔まわりや、頭部を包む頭蓋骨《ずがいこつ》がゆるみリラックスするのを感じて。腰をもちあげると、頭部への血流も促されます。

FINISH

3

吸う ⇄ 吐く
[5回リピート]

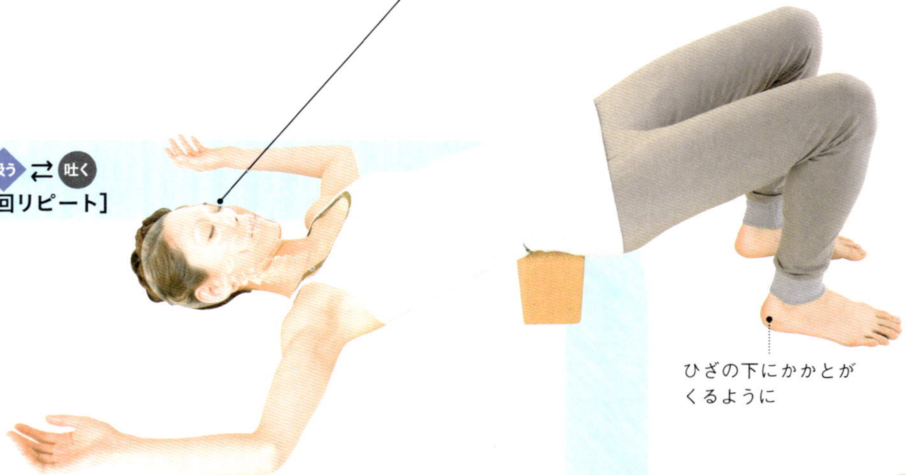
ひざの下にかかとがくるように

腰を下ろして腕をあげる

腰をブロックの上に下ろします。ひじを曲げ手を頭を横に置いて、肩の力を抜きます。目を閉じ顔の力も完全に抜き、呼吸をくり返しましょう。

つなぎのポーズ

頭を左右に何度かねじってほぐしてから、仰向けでひと休みしましょう。

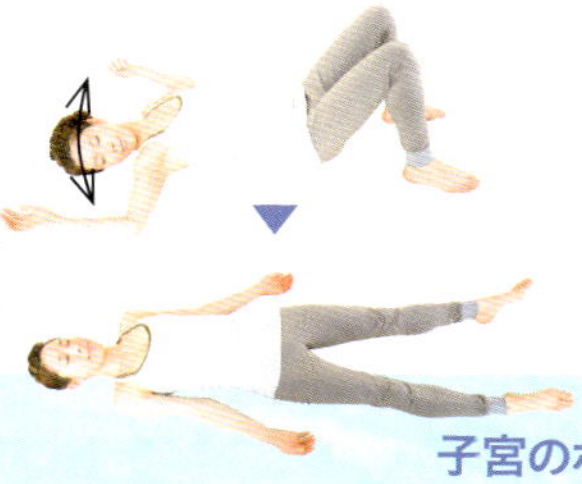

子宮のポーズへ

6. 安らぎの睡眠へいざなう

DVD 子宮のポーズ

Relax point

こんな人がこう変わる！

気もちが動揺してなかなか眠れないときに。高ぶった神経をなだめ、自然に穏やかな眠りへ誘導してくれるポーズ。緊張やイライラを鎮《しず》めたいときにも。

[そのほかの効果]股関節をほぐす／背中のリラックス／心の内側を感じる

IMAGE

子宮のなかにいる赤ちゃんをイメージ

お母さんの温かい子宮のなかで守られている赤ちゃんになった気分で、安心した気もちで行いましょう。

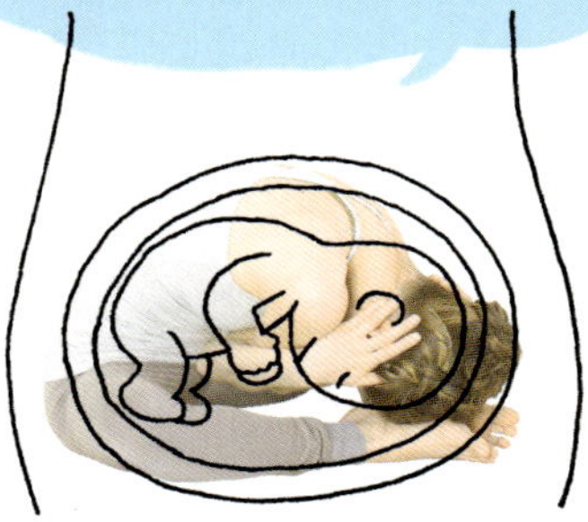

体を小さく縮めて神経の高ぶりを鎮静化

体をキュッと小さく縮めるポーズで、大切に守られているような安心感が得られ、就寝前の心が穏やかに鎮静します。体の内側にだけ意識を集め、ゆったりとした呼吸を広げてあるがままの自分を味わいましょう。

1 [自然に呼吸]

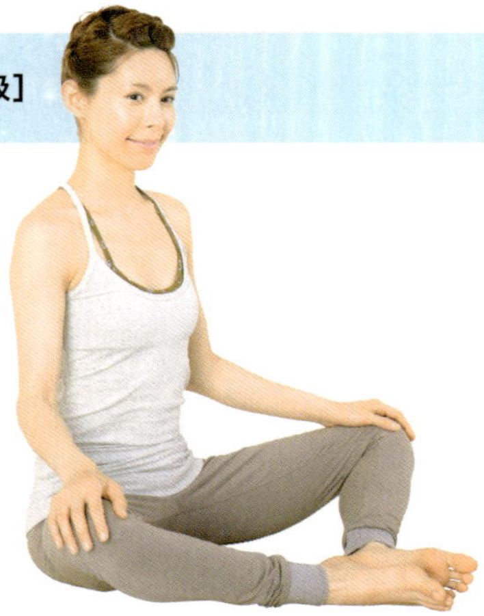

足裏を合わせて前に出す

足の裏どうしを合わせて座り、その足を前に出します。太ももとふくらはぎで大きなひし形をつくるように。

2 [自然に呼吸]

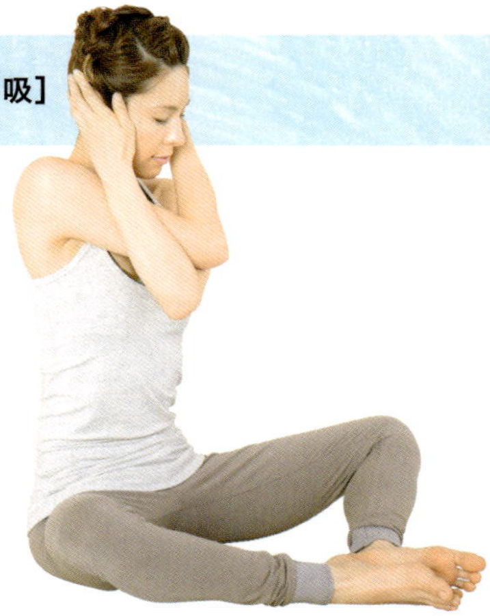

腕を交差させて耳をおおう

背すじを伸ばし、両腕をいったん広げてから、腕のつけ根から交差させて、手で反対側の耳をおおいます。

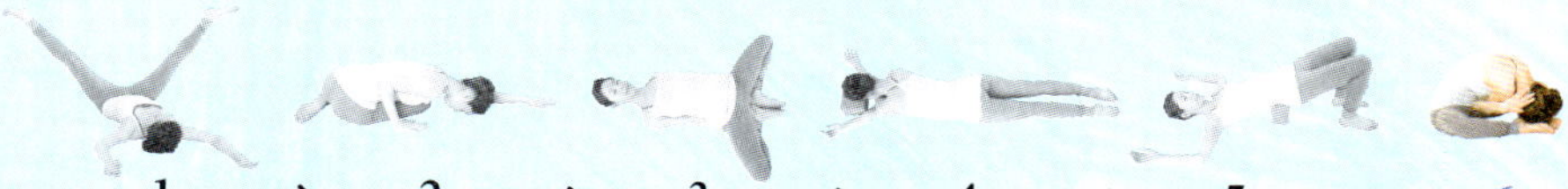

NG

背中が丸まらないとリラックス効果減！

前屈する際、背中がまっすぐのまま腰から折り曲げると、リラックス効果がダウン。あごを突き出すのも首に負担がかかりNG。

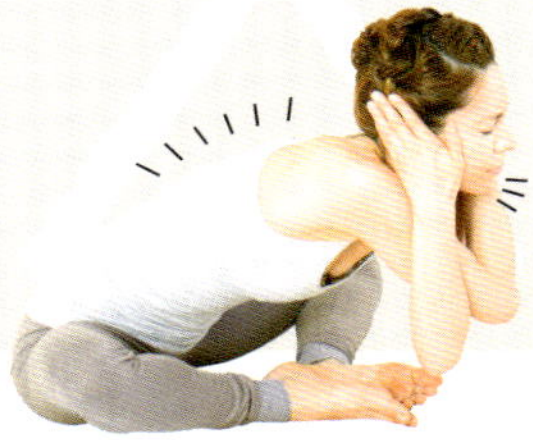

EASY

腕を交差させずに行うとラク

腕を交差させるのがつらい人は、それぞれの腕と同じ側の耳をふさぐだけでもOKです。脚を股から遠く離しても。

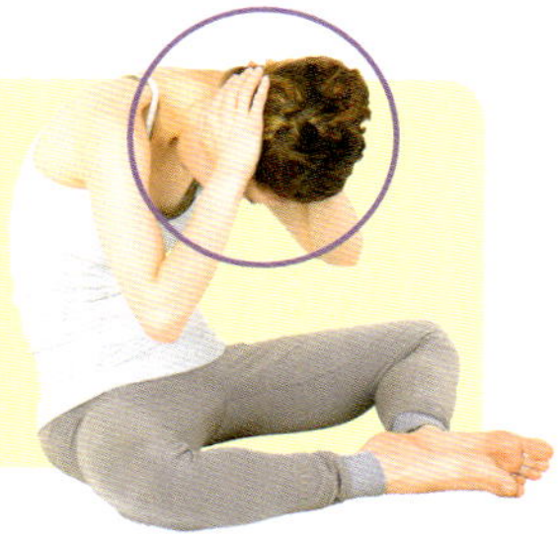

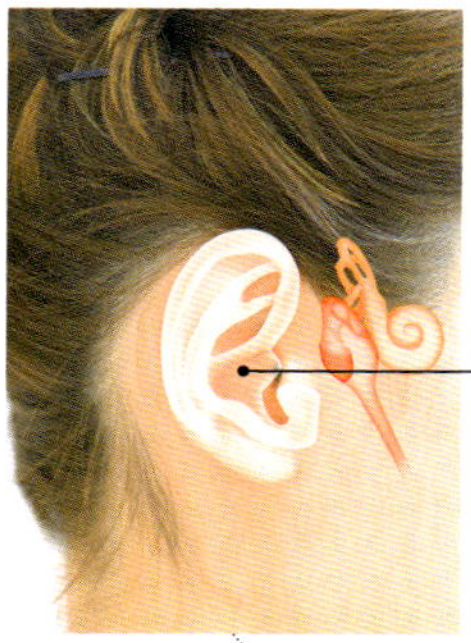

ココを意識！

意識を内側に向けてリラックス

目を閉じて耳をふさぎ体を小さく丸めることで、外界からの刺激が遮断され、意識が体の内側へと向かいやすくなります。自分の内側に意識を向けるうちに、気もちが穏やかになっていくのを感じましょう。

FINISH 3

吸う → 吐く → 吸う ⇄ 吐く ［5回リピート］

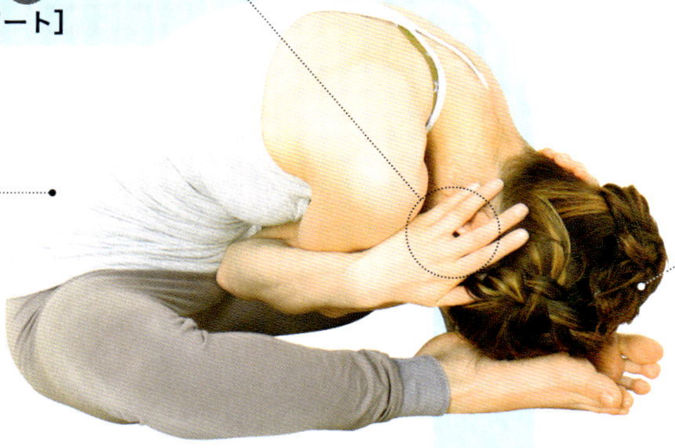

背骨の下のほうから順番に曲げ、背中を丸める

頭は足につかなくてもOK

前屈して頭を足裏にのせる

いったん息を吸い、吐きながらあごを引いてゆっくりと背中を丸めていきます。頭を足に近づけたら目を閉じ、耳をふさいだまま呼吸をくり返しましょう。

→手を組み替えて反対側も同様に

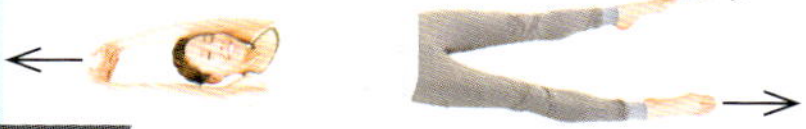

クールダウン

仰向けになり、手脚を伸ばしストレッチしてから休みましょう。

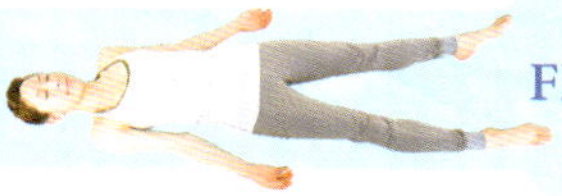

FINISH

RELAX YOGA COLUMN 6

アーユルヴェーダ的マッサージのすすめ

ヨガの姉妹科学にあたるアーユルヴェーダでは、自宅でできるセルフケアとして白ごま油を使ったオイルマッサージをすすめています。

オイルマッサージは、神経を穏やかに沈静させ、体液のめぐりを促進し、肌に適度なうるおいを与えます。また、活性酸素を除去して毒素を排出する効果もあり、若返りを促すともいわれています。

伝統的には、朝のシャワー前に行います。温めた白ごま油を使って全身をすみずみまでマッサージしたあと15分ほどおいて、浸透されなかった油分を洗い流すというとても手軽な方法ですが、たいへん気もちのよいものです。

ここではさらにかんたんな方法として、頭、耳、足裏を中心に行う３点マッサージを紹介します。健《すこ》やかな睡眠を導く効果もあるので、一日の最後に自分を大事にケアする方法としても続けやすい内容です。寝る前の儀式として、明かりを落とし、好みで心地よいアロマでもたきながら、実践してみてくださいね。

3点マッサージの行い方

〈用意するもの〉

温かいマッサージオイル

※一回分のオイルを容器に入れ湯につけて温める。
またはオイルをつけた手のひらをこすり合わせて温めてもOK。

※おすすめのオイルはスーパーマーケット等で市販されている食用の太白ごま油。安全な成分でできているナチュラル系、オーガニック系のマッサージオイルやボディローションでもOK。

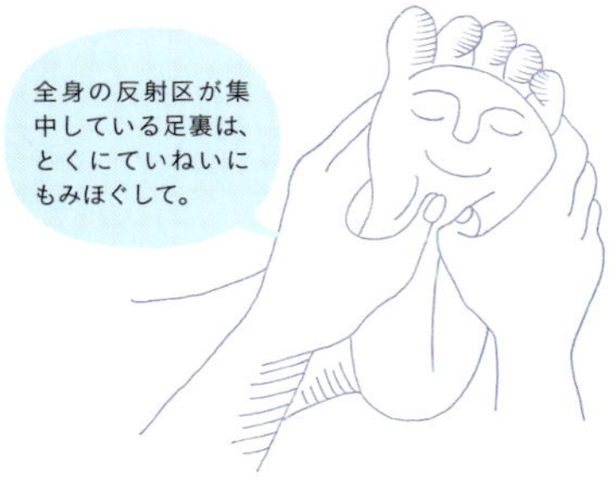
全身の反射区が集中している足裏は、とくにていねいにもみほぐして。

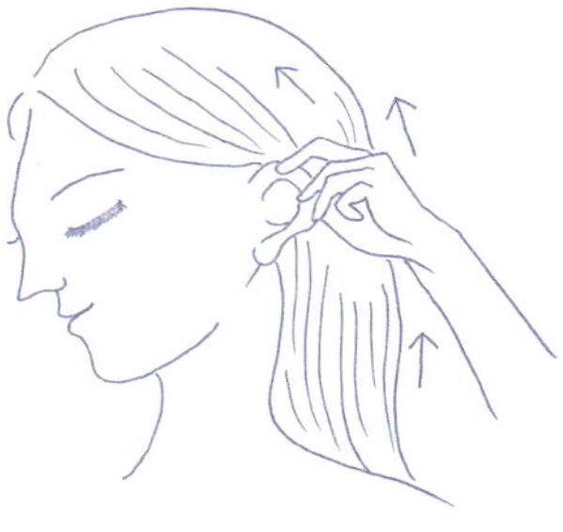

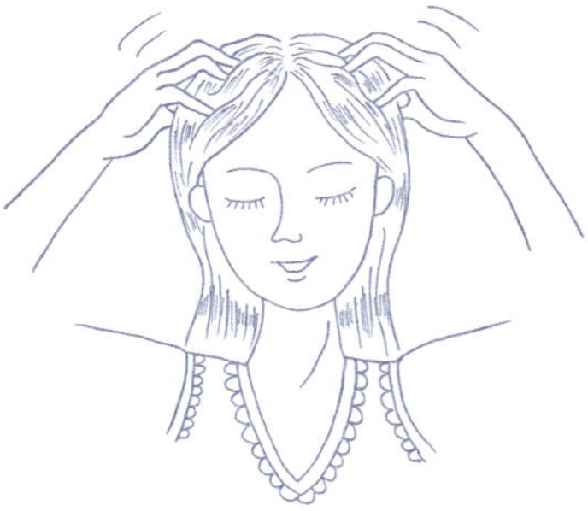

1. 足マッサージ

足裏、足の甲、指一本一本にオイルをすり込むように伸ばす。単に表面をコーティングするのではなく、ベタつきがなくなるまですり込み、肌温度をあげてしっかり吸収させるのがコツ。くるぶしからひざにまでオイルを伸ばしてもOK。

2. 耳マッサージ

耳たぶに少量のオイルをつけ、まんべんなくもみほぐす。耳たぶから上のほうへ、親指とひとさし指を使ってやさしく引っ張りあげるように。

3. 頭皮マッサージ

髪を分けながら、頭皮に吸わせるように少量のオイルを落とす。指の腹を使って、頭蓋骨《ずがいこつ》から頭皮を分けるようにやさしく行う。爪を立てないように注意して。

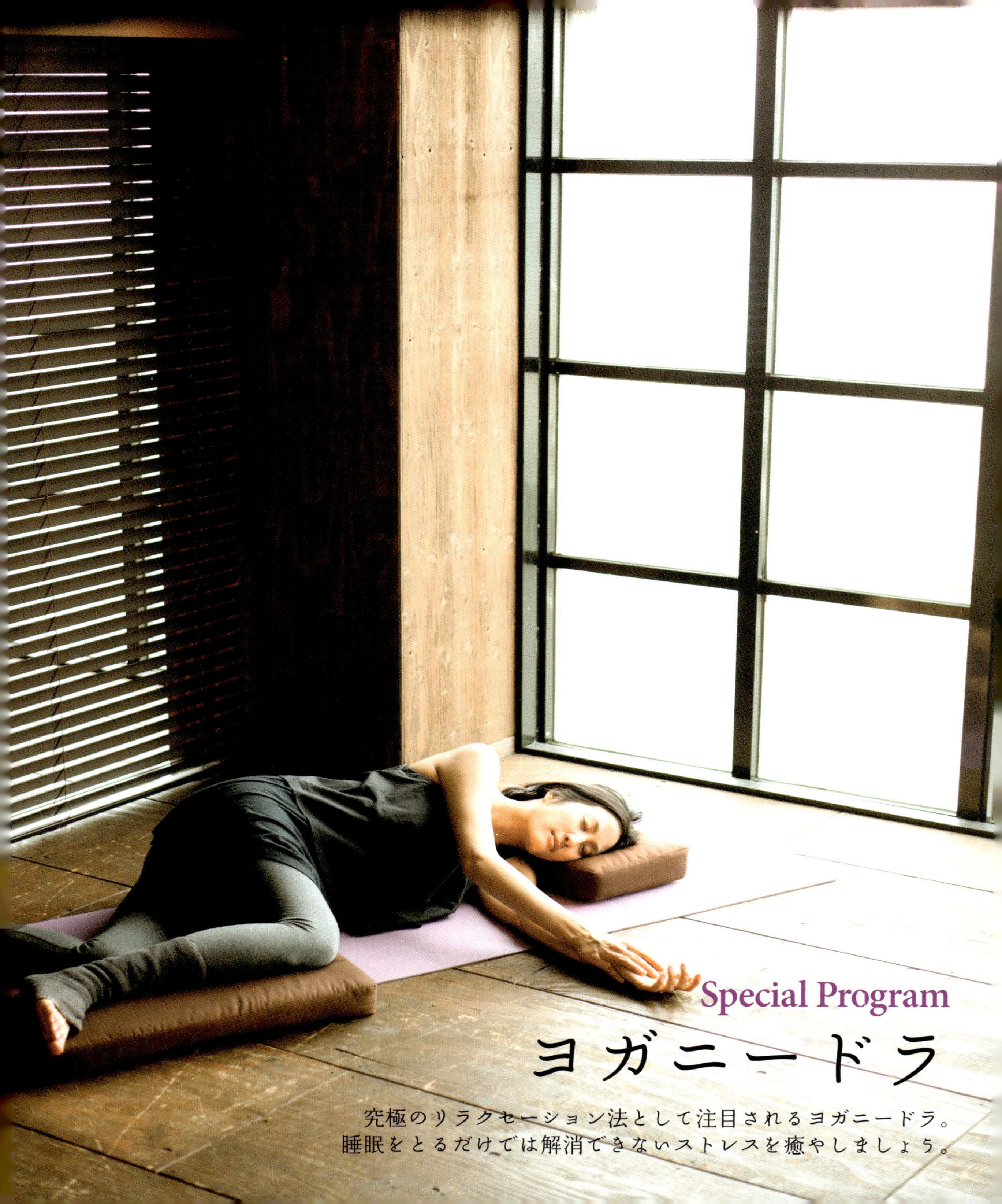

Special Program

ヨガニードラ

究極のリラクセーション法として注目されるヨガニードラ。
睡眠をとるだけでは解消できないストレスを癒やしましょう。

What's Yoga Nidra?

ヨガニードラって どんなもの？

短時間で数時間の睡眠に匹敵する 最高のリラクセーション法

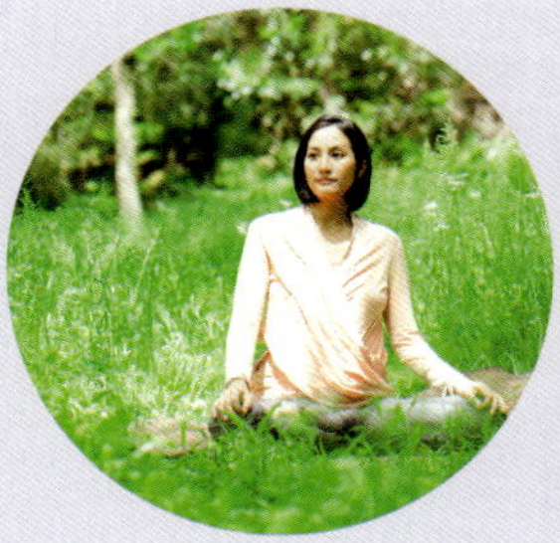

Program １～５で紹介してきたポーズは、「ハタヨガ」と呼ばれるヨガのメソッドの一つで、心をケアするために、まずは体を整えようとするものです。一方、心に直接働きかけて緊張を解き放ち、調和を図ろうとするのが「ヨガニードラ（Yoga Nidra）」というメソッドです。

近年、さまざまなヨガの流派に取り入れられ、とくにアメリカを中心にヨガインストラクターや精神科医、心理療法カウンセラーなどの注目を集めています。医学と連携した学際的研究も多く、「10分間のヨガニードラで１時間の睡眠に値する」深いリラクセーション効果が望めるともいわれています。

ヨガニードラの練習方法はいたってシンプルです。横になった姿勢でインストラクターの誘導を聴きながら、体の各部位に意識を向けていくので、はた目には休んでいるだけに見えるかもしれません。

しかし実際には、ヨガニードラを行っているあいだは、潜在意識に対する働きかけが施されていて、無意識に生じる心の緊張がゆるみます。体を積極的に弛《し》緩《かん》させて、寝るだけでは解消できなかった疲れや緊張もほぐれ、究極のリラックス状態を味わえるのです。

また、ヨガニードラの練習は「あるがままの自分」を認めるプロセスでもあります。ほかのだれかになろうと、自分を変えるのではなく、本来もっている心身の健やかさを呼び覚ますために、心にしみついた思考のクセを手放す目的もあります。

人生を送るうえでストレスは避けられませんが、ストレスにふり回されることが人生の本質ではありません。ヨガニードラで心にポジティブな種をまき、本物の癒やしを味わいましょう。

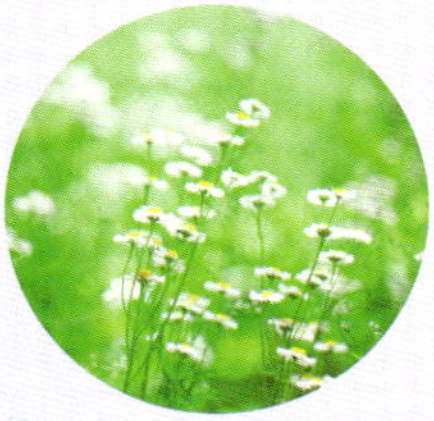

寝つきが
よくなる

リラックス
上手になる

ストレス
からくる不調が
やわらぐ

体の不調や
不快感が
やわらぐ

そのままの
自分を認められ
るようになる

ヨガニードラを行うと
こんな自分になれる……

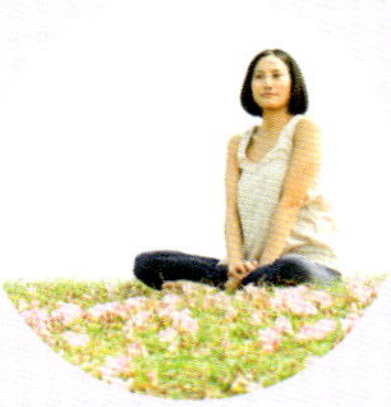

疲れが
取れやすく
なる

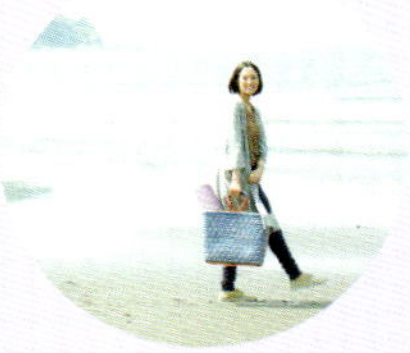

自然治癒力
が高まる

体の内側から
パワーが
みなぎる

短時間で
ストレス
解消

忙しくても
心は穏やか

素の魅力が
輝きキレイに
なる

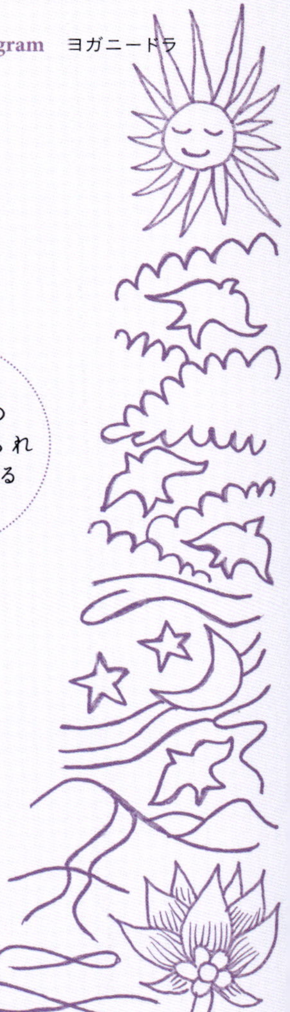

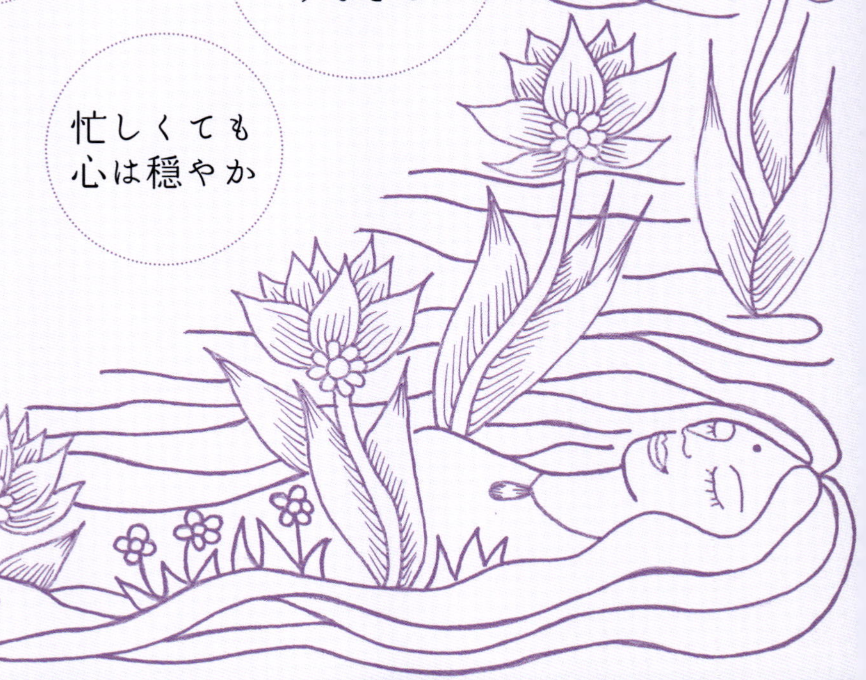

ヨガニードラの行い方は？

DVD

横になりサントーシマ香先生の声を聴きながら行います

おすすめのタイミング

- ヨガの練習を終えたあと
- 就寝前
- 帰宅してすぐ
- 睡眠不足のときや神経が高ぶったときにいつでも
- 慢性疲労のとき

STEP1 部屋の照明を落とし携帯電話の電源をオフ。テレビやラジオも消して。

STEP2 横になって基本の姿勢をとります。

STEP3 準備ができたらDVDを再生します。

STEP4 音声にしたがい、力をゆるめ、リラックスしていきます。

STEP5 体のみ休めて、意識は目覚めたまま、なるべく眠りに落ちないよう注意しながら行います。

STEP6 20分程度で終了です。自分の心と体の変化を感じますか？

基本の姿勢

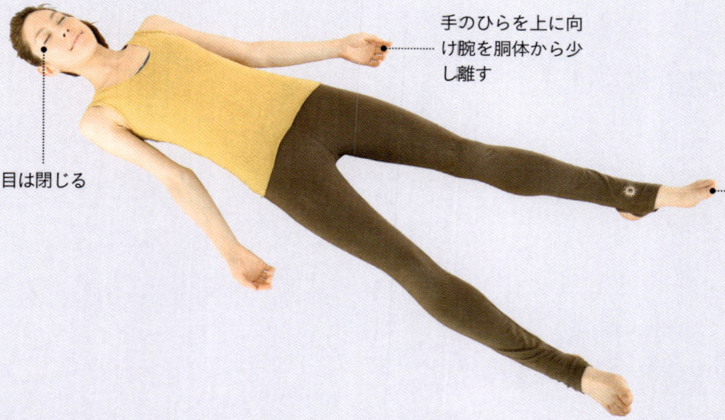
手のひらを上に向け腕を胴体から少し離す
目は閉じる
脚は腰幅よりやや広めに開き、つま先は外側に倒す

横向きで行ってもOK

※仰向けがつらい人や、妊娠中の人は横向きで行いましょう。

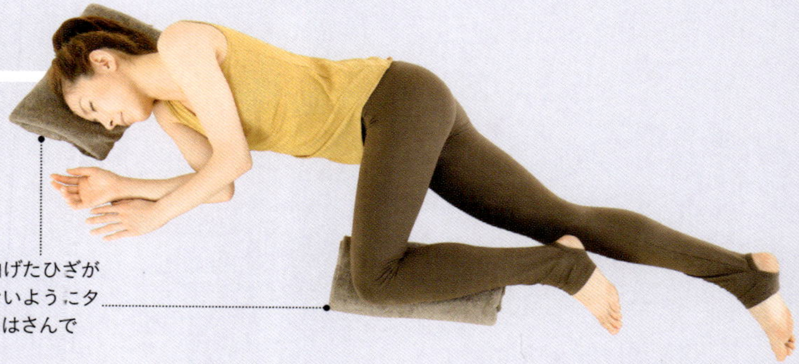
頭と曲げたひざが沈まないようにタオルをはさんで

How to Yoga Nidra?

本来の「わたし」がもつ輝きを大切に

ヨガ哲学では、人の存在を５つのレイヤー（食物鞘《しょう》、生《せい》気《き》鞘、意思鞘、理知鞘、歓喜鞘）に分けて読み解きます。存在を表層的なものから内的なものまでに分けてとらえるこの考えは「人間五蔵説」と呼ばれます。人の存在をつくり出すのは、体だけ、心だけ、呼吸だけではないのです。

人にはもれなく「歓喜鞘（魂、存在の本質）」の層があり、これは理由づけのいらない幸福感に満ちたものです。体や心が弱ると、自分自身の価値も減ってしまったかのように感じることがあるかもしれませんが、どんなときでも自分の源で輝くものに優劣はなく、汚されることもないのです。

生まれたての赤ちゃんがもつ、生きる喜びがこんこんとわき出す美しさ——。あれこそ、だれもが生まれながらにもつ輝きです。成長するにつれ、心が不満をためたり、体がこわばりや痛みをもったりすると、それらの不具合が本来の輝きをおおってしまい、満ち足りた「わたし」を感じにくくなります。

ヨガニードラでは、体のすみずみまで愛を向け、呼吸を整え心を見つめることで、これらのレイヤーを調和します。内なる力が本来の輝きをのびのびと放つための、練習ともいえるかもしれません。

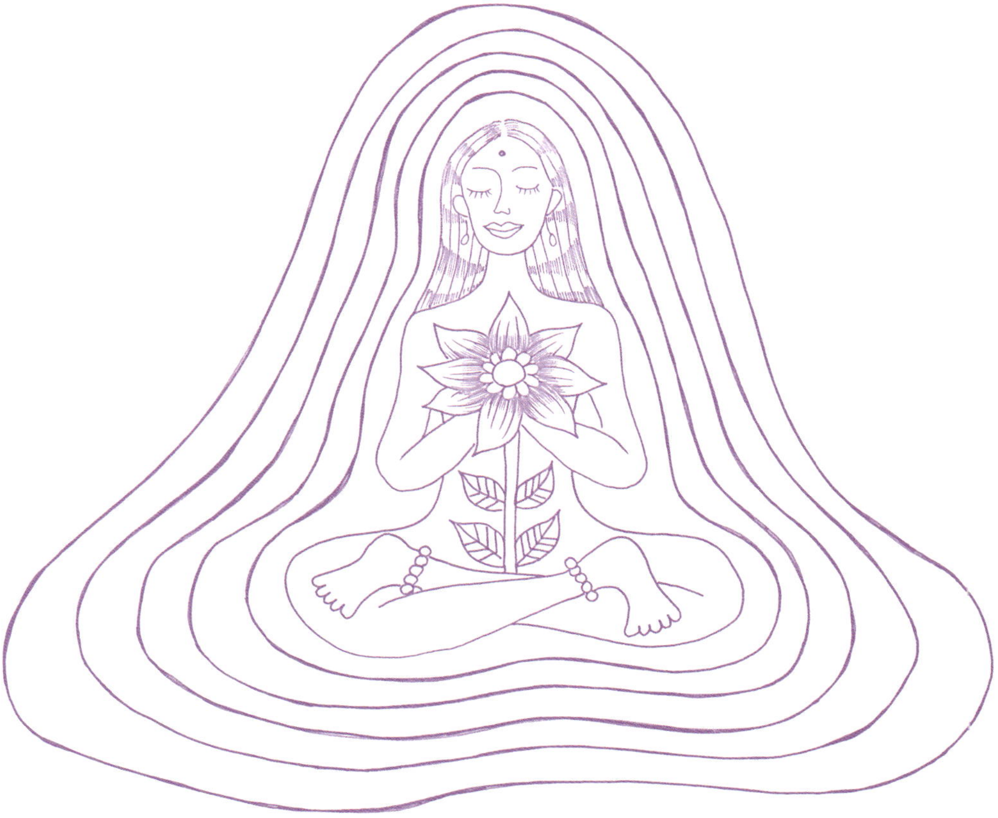

Epilogue

ヨガでもっとも大切にしているのは、そのままの自分を認め
つねに自分の内側にある幸せの源に返り、くつろぐことです。
ポーズや呼吸法、瞑想《めいそう》法はそのための手段。
難しいポーズができたり、息を長く止めたり
何日間もずっと瞑想したりすることは、必ずしも上級者の証《あかし》ではないのです。
人はみな、自分にしかない役割やもち場を携えて
この世に生まれる、というのがヨガの考え方です。
他人を羨《うらや》み、その人のフリをして生きる代わりに
自分の欠点も長所も丸ごと受け入れていくこと。
自分らしさを大切な原点として、人生を花開かせていくことこそが
真の満足感を生むのです。体と心がより心地よくなるように
ヨガを通じて自分の内側への意識を深め、「わたし」を整えていきましょう。
自分の欠点を許し、“Yes”と受け入れることができたら
もはや「わたし」の存在は脅《おびや》かされません。
幸せを受け取ることを制限しているのも
欠点が欠点であると決めつけているのも
じつは私たちの心なのですから。この本を通じて
一人ひとりの暮らしが健やかで幸せに満ちたものになるように
まわりの人との関係が愛に満ちたものになるようにと願っています。
そしてそのエネルギーが世界中に広がっていきますように。

Be Well, Be Open, Be who you are.

Kaori Santosima

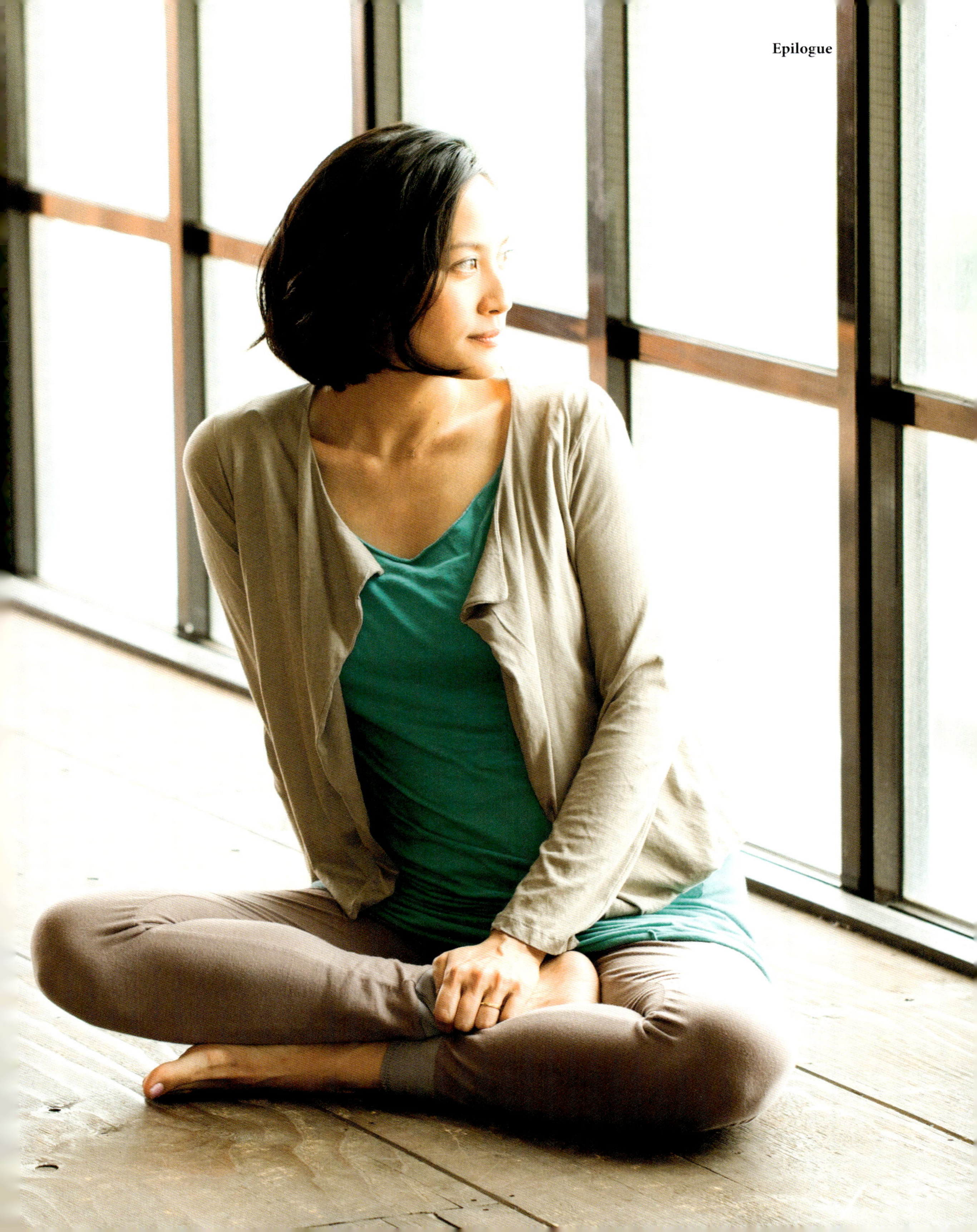

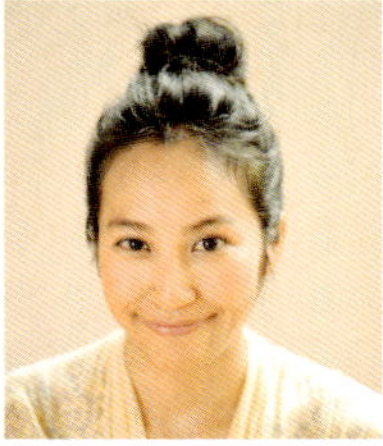

●著者

サントーシマ香（サントーシマ かおり）

ニューヨーク生まれ。慶応義塾大学卒。全米ヨガアライアンス認定ヨガ講師（E-RYT200）。モデルや女優の仕事をしていた学生時代に出合ったヨガの、心身の健康を取り戻す力に感動し、2002年に渡米。サンフランシスコを拠点にヨガを学び、現地のスタジオで教え始める。帰国後は、東京を拠点としたワークショップを中心に「わかりやすく楽しく」をテーマとしたヨガを伝えている。

www.santosima.com

心を整える

リラックス おうちヨガ・プログラム

著　者　サントーシマ香
発行者　髙橋秀雄
編集者　宮﨑桃子
発行所　**高橋書店**
〒112-0013　東京都文京区音羽1-26-1
編集 TEL 03-3943-4529 / FAX 03-3943-4047
販売 TEL 03-3943-4525 / FAX 03-3943-6591
振替 00110-0-350650
http://www.takahashishoten.co.jp/

ISBN978-4-471-03245-6